AF234777

GERTRUD SCHRÖDER - LONG PING

DRAGON
PAISIBLE

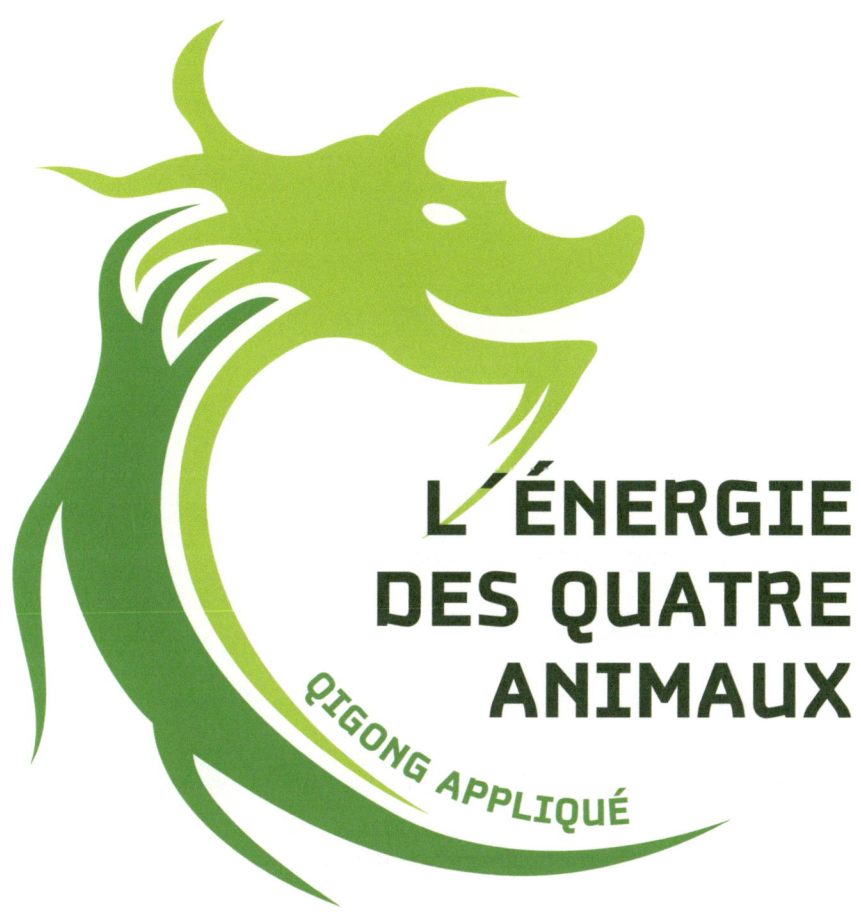

L'ÉNERGIE
DES QUATRE
ANIMAUX

QIGONG APPLIQUÉ

THEORIE ET PRATIQUE DU QIGONG DANCING

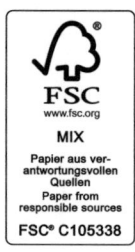

© 2018 Gertrud Schröder | Long Ping - Friedlicher Drache

1. Edition

Éditeur: Long Ping – Dragon Paisible

Auteur: Gertrud Schröder
Création de couverture: pepworx.de(sign)
Photo de couverture: Jana Wippermann
Layout: pepworx.de(sign)
Production et édition: BoD - Books on Demand, Norderstedt
ISBN: 9783752867572
Information complémentaires et contact:
www.friedlicherdrache.de | info@friedlicherdrache.de

Chaque utilisation sans l'accord de l'auteur est illégal. Sont particulièrement concernées les reproductions électroniques, la traduction, la diffusion et autres publications.

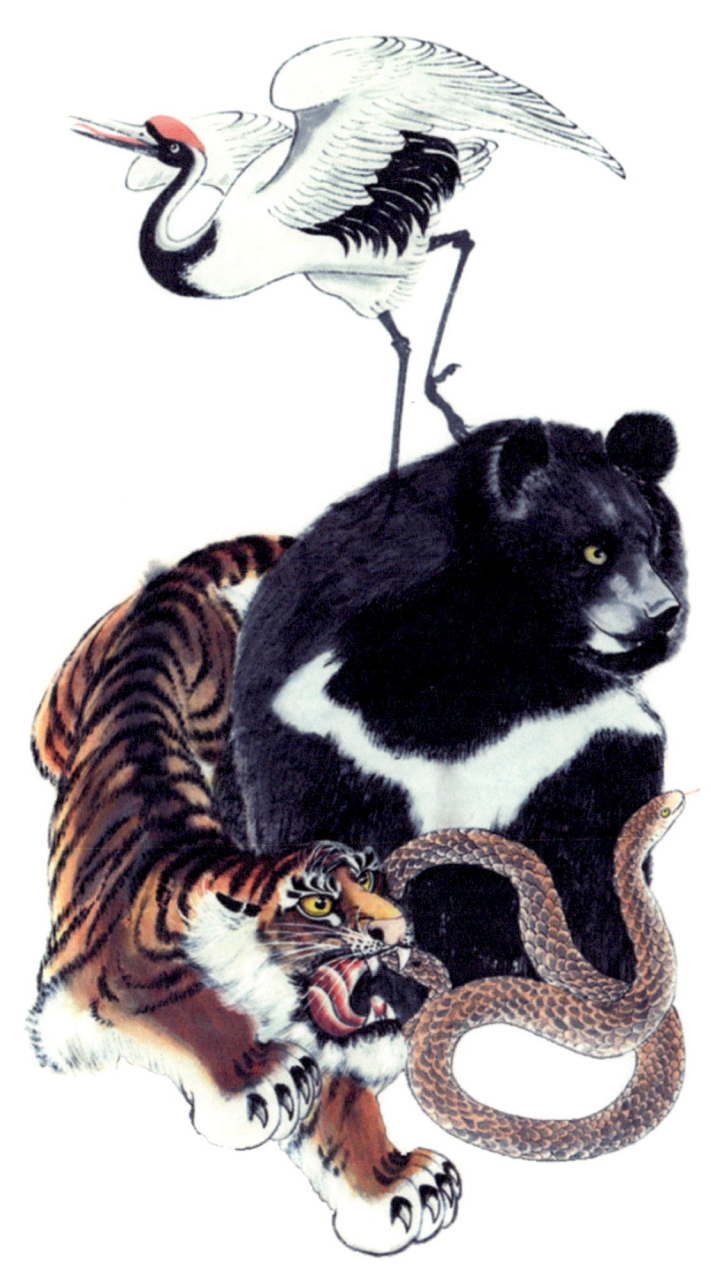

SOMMAIRE

INTRODUCTION

Vivre et découvrir, apprendre et se développer par le mouvement, sont les bases de ma vie. Je vous invite à m'accompagner pour faire ce voyage de découverte. Un voyage à partager avec les images des animaux : l'ours, la grue, le tigre et le serpent. Des chemins vont s'ouvrir qui nous mettront en mouvement. Des impulsions sont données qui permettent de s'engager, de regarder plus profondément, d'être actif et de s'intégrer avec responsabilité dans la vie quotidienne.

Avec Thomas Brendel, l'initiateur du «Affektkontrolltraining» (Entrainement du controle affectif), j'ai développé un apprentissage permettant une orientation intérieure et extérieure dans le monde.

Depuis elle est pratiquée dans beaucoup de domaines. Par exemple dans les institutions de l'aide à la jeunesse, dans la gestion des crises, dans la réhabilitation, en psychiatrie, en Justice, (Bewâhrungshilfe), en psychothérapie, dans la formation des adultes, les crèches, les écoles et Sonderschulen.

Les quatre images des animaux sont des portes d'entrée vers les thèmes et donnent des impulsions positives pour le développement personnel. La condition est la disponibilité à regarder et à questionner avec curiosité. Ces questions invitent au mouvement et donnent une impulsion vers une action.

- Comment j' énonce mon point de vue (l'ours)
- Quels buts je poursuis ? (la grue)
- Comment je m'impose (le tigre)
- Quand et jusqu'où je m'adapte (le serpent)

Gertrud Schröder

L'ORIGINE ET LE DÉVELOPPMENT
MON PARCOURS

Il y a 40 ans, j'étais en recherche de nouveaux chemins, d'autres styles de vie, en quête de moi-même. C'était une période d'ouverture intérieure et de détachement des vieilles structures, une période d'élargissement de la conscience. La force motrice était la curiosité. J'étais attirée par Berlin, vers la liberté et l'interdépendance. Mais j'ai vécu aussi les abysses de la grande ville.

Les années suivantes, j'ai travaillé dans différents métiers, fais une formation et voyagé jusqu'à 30 ans. Puis j'ai repris l'entraînement des arts martiaux. Ainsi commençait une nouvelles phase de ma vie.

Pour mon ordination, au temple Zen «la Gendronnière» en France, j'ai reçu le nom «Dragon Paisible». Je suis restée fidèle à ce lieu et le séminaire d'entraînement à Pâques est devenu une tradition, imprégné par l'esprit Zen.

Le Qigong Dancing se développait sur la base de mes expériences avec le Zen, Taiji, Qigong y compris les « jeux des animaux » de Qigong Yangsheng et Dance.

Les quatre animaux, l'ours, la grue, le tigre et le serpent remplaçaient les cinq animaux chinois : l'ours, le cerf, le singe, la grue et le tigre, pour mieux s'harmoniser avec la philosophie des quatre éléments.

Le système des quatre animaux est pour moi un principe de vie universellement valable.

L'IDÉE DE QIGONG DANCING

Après beaucoup d'années d'expériences avec les arts martiaux et d'études des philosophies orientales, j'ai décidé de revenir vers les racines de la culture européenne et de chercher des images qui sont familières à des personnes imprégnées par la pensée occidentale. J'ai pris la décision de relier les concepts des quatre images d'animaux avec « la philosophie des éléments ». L'ours, la grue, le tigre et le serpent sont spécialement adaptés à réveiller directement des images intérieures et développent des cascades d'associations entières.

Dans d'autres cultures les hommes imitent certaines qualités et compétences de certains animaux pour se connecter avec leurs forces. Les peuples indigènes choisissent des animaux comme animal de force et totem. De même dans les fables et les contes, les animaux sont associés à des traits de caractère de l'être humain.

Les quatre images des animaux qui se pratiquent dans le Qigong Dancing , représentent des qualités élémentaires telles que la prise de contact avec la terre, la verticalité, la présence et la souplesse.

L'ours comme nounours provoque des souvenirs d'enfance, le mot « la grotte de l'ours » favorise les images telles que sécurité mais aussi claustrophobie'

La grue représente par son apparence la grâce et l'élégance. La grue comme principe de se mettre en route avec curiosité, représente la renaissance et la découverte de nouveaux horizons.

Le tigre représente la vitalité et une présence puissante. La capacité de s'imposer du tigre se retrouve dans chaque défi.

Le serpent est souple et capable de muter; mais il provoque aussi la peur de l'imprévu. Dans notre culture chrétienne, il symbolise la séduction.

Les quatre animaux forment la base de la méthode du Qigong Dancing qui rend conscient de l'interdépendance entre la posture corporelle et le ressenti psychique-spirituel.

Les formes du Qigong définies sont le point de départ de l'exercice. Elles proposent la structure, la stabilité et la sécurité. Le calme et la concentration sur l'essentiel sont renforcés . Dans la dissolution de la forme vers des mouvements libres, le pratiquant trouve sa propre expression qui se reflète plus tard, de nouveau dans la forme. Par des analogies dans la vie quotidienne, les exercices accompagnent le développement de la rencontre avec soi-même et les autres. Ils deviennent le Qigong appliqué, ce qui correspond à une application concrète dans la vie quotidienne.

Chaque pratiquant a la possibilité d'intégrer son propre caractère dans le Qigong Dancing et de laisser s'épanouir sa personnalité.

Un cadre protégé offre de bonnes conditions pour oser un approfondissement en confiance.

LE SYSTÈME COMPLEXE À QUATRE CÔTÉS

LE NIVEAU DE SENSO-MOTRICITÉ	LE NIVEAU SPIRITUEL	LE NIVEAU COGNITIF	LE NIVEAU ÈMOTIONEL
L'OURS	LA GRUE	LE TIGRE	LE SERPENT
TERRE	AIR	FEU	WASSER
VIVRE LE MONDE	DÉCOUVRIR LE MONDE	CONQUÉRIR LE MONDE	EMBRASSER LE MONDE
STABILITÉ	LA VUE D'ENSEMBLE	AFFIRMATION	INTÉGRATION
SERENITÉ	LA GRÂCE	L'ÉTAT SAUVAGE	LA CAPACITÉ D'AIMER
SECURITÉ DE BASE	LA LÉGÈRETÉ	LE DYNAMISME	L'ADAPTABILITÉ
CHALEUREUX	VIGILANT	BRAVE	SOUPLE
PROPRES ASSOCIATIONS	PROPRES ASSOCIATIONS	PROPRES ASSOCIATIONS	PROPRES ASSOCIATIONS

Le tableau montre la coordination des quatre nivaux de communication:
la sensorimotricité, la spiritualité, la pensée, l'émotion avec les quatre images des animaux, avec les quatre éléments et les associations possibles. En regardant chaque niveaux séparément, la compréhension de la synergie du Tout est facilitée.
Le tableau peut être élargi par ses propres associations.

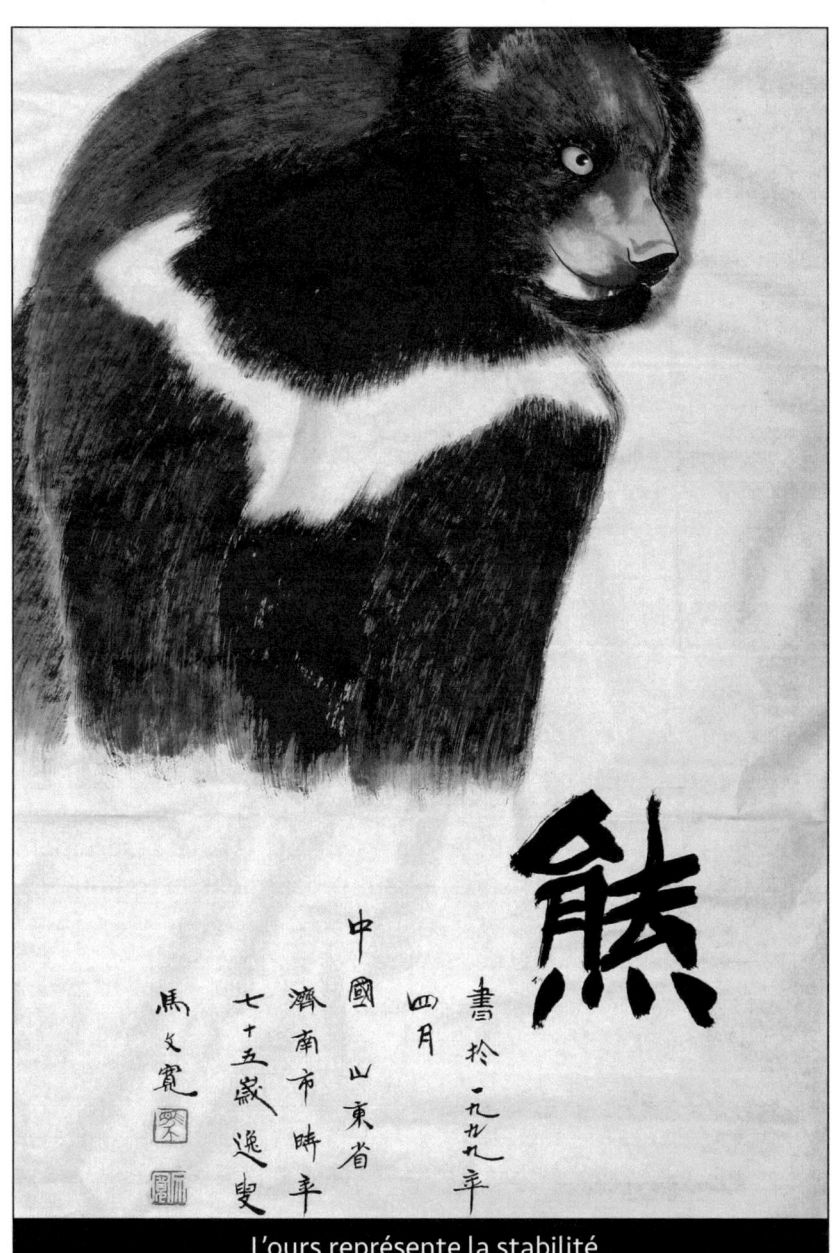

熊

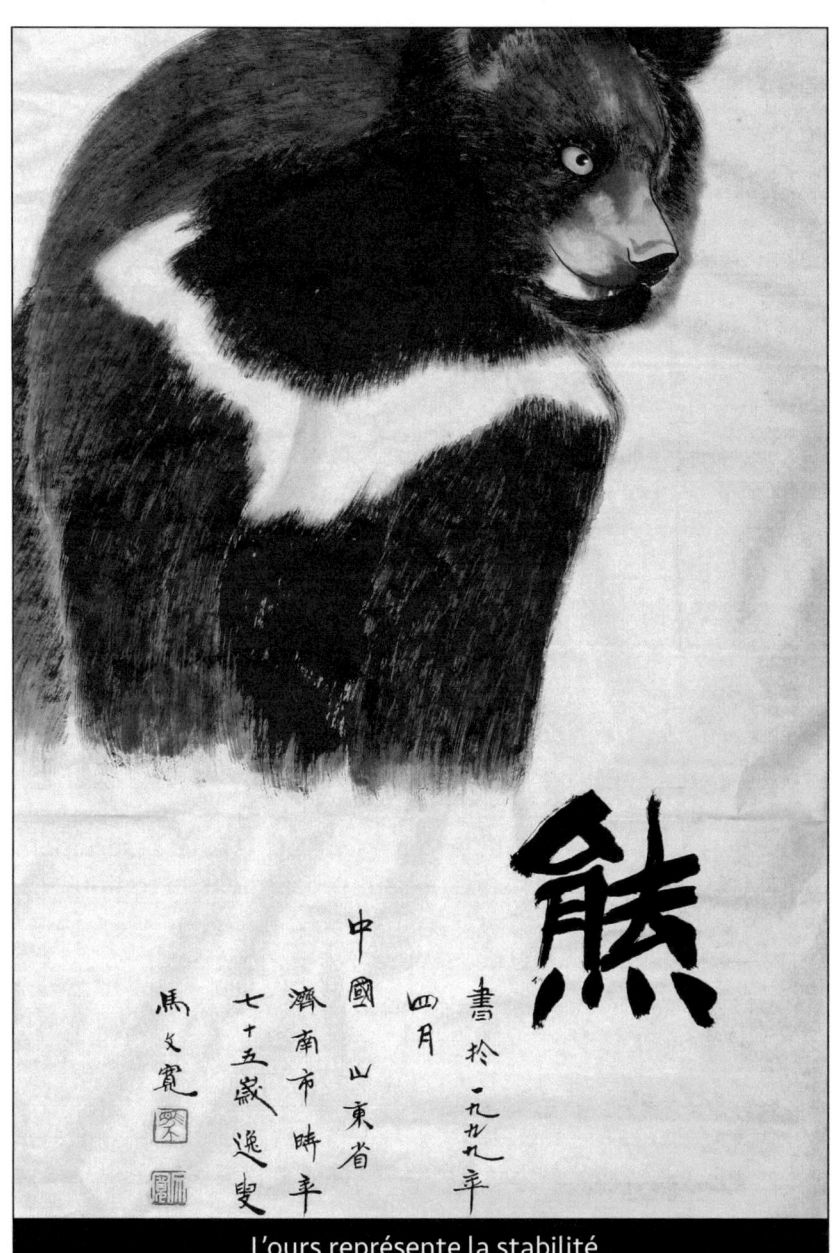書於一九九辛
四月
中國　山東省
濟南市時年
七十五歲逸叟
馬文寬

L'ours représente la stabilité
et la liaison avec la terre

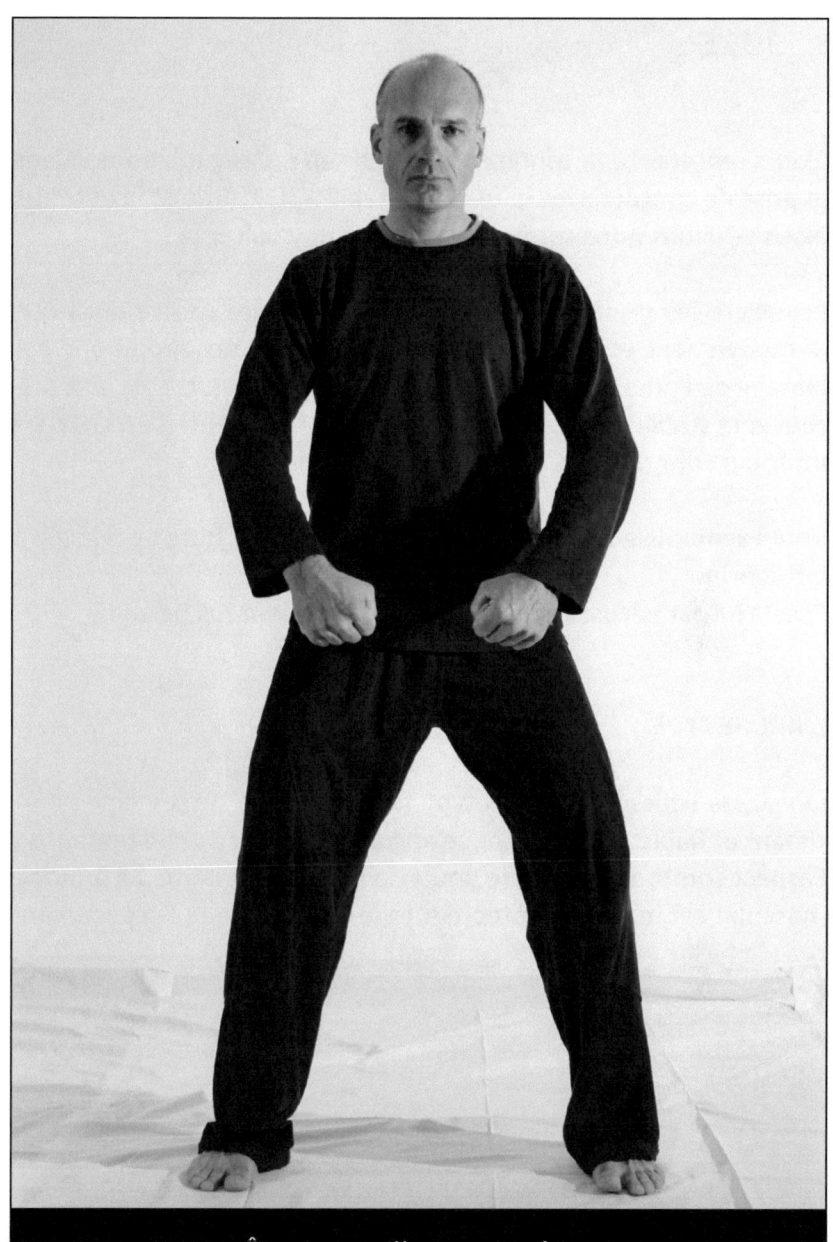

Être tranquille en soi-même

L´OURS

L'ours représente la connexion avec la terre. Avec lui, nous vivons la prise de contact avec la terre, la stabilité, le calme et la détente. Nous pouvons nous confier à la terre pour y puiser la force.

Les exercices de l'ours renforcent notre propre centre ainsi que le mouvement et l'action qui en découlent. Nous apprenons par l'image de l'ours à avoir les pieds sur terre dans notre vie et à retrouver la stabilité. L'assurance affective et le ressenti d'un chez-soi intérieur sont de bons repères en période de crise.

L'ours symbolise la force. En même temps il est buté et difficile à influencer.
Si cela lui est nécessaire, il sait chercher ce dont il a besoin.

L'ARCHÉTYPE

On classe l'ours avec l'archétype féminin 'mère', le principe nourrissant et fiable. Dans la langue anglaise : to bear a child (enfanter) l'aspect sombre est la mère poule, la mère dominante. Le principe masculin est le roi, le protecteur et le conservateur, l'aspect sombre : le tyran.

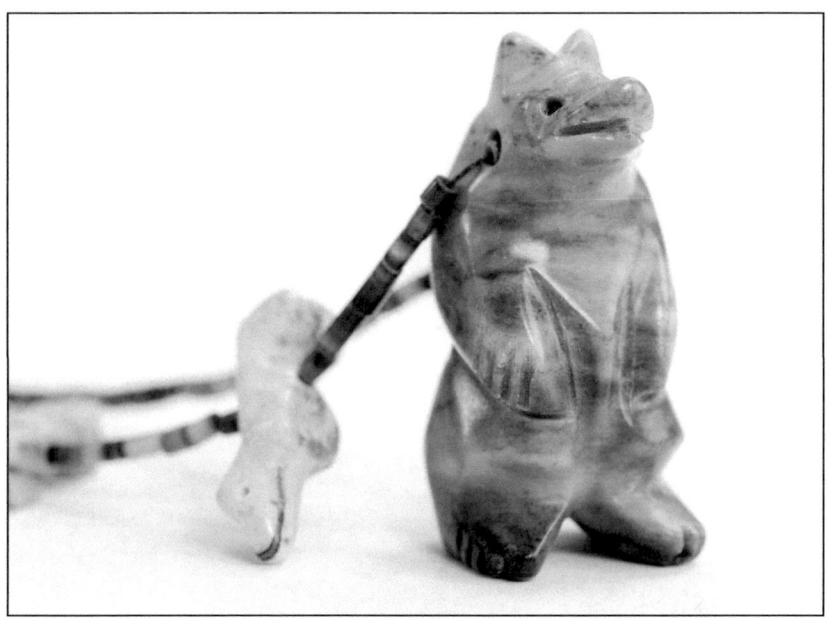

QUESTIONS POUR L'OURS

- Comment je prends soins de moi ?
- Qui et qu'est-ce que me stabilise ?
- Où est ma grotte ?
- Où je trouve l'assurance affective ?
- Sur quoi puis je compter ?
- Qu'est-ce que signifie prise de terre pour moi ?

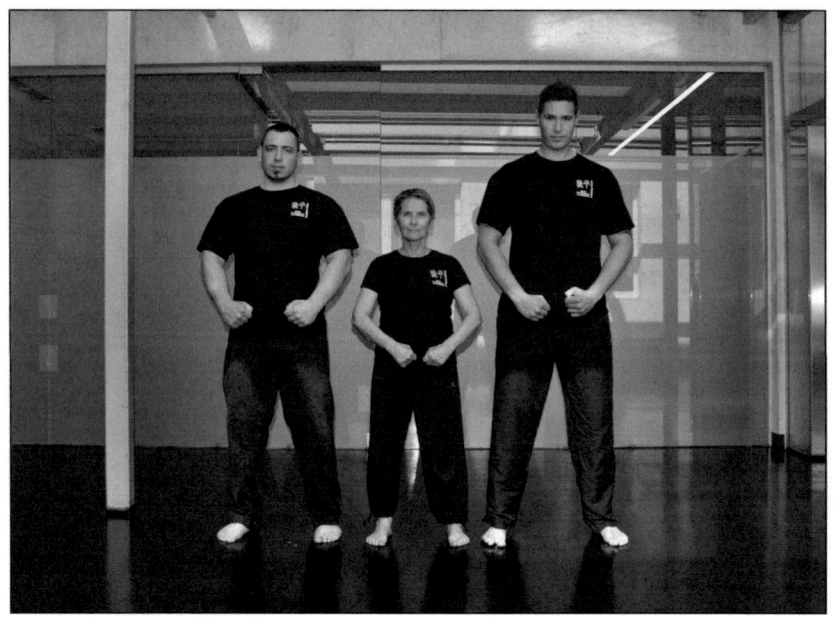

CE QU'ON PEUT INTÉGRER DANS
LA VIE QUOTIDIENNE

- Avoir des pieds sur terre
- Stabilité, sécurité
- Persévérance, patience et ténacité
- Un centre fort aide à affronter les exigences de la vie quotidienne avec plus de calme

TECHNIQUES ET EXERCICES

Les techniques puissantes et douces des arts martiaux peuvent être pra-
tiquées avec les associations de l'ours. Il y a la lutte et la boxe ainsi que
lâcher et stabiliser.

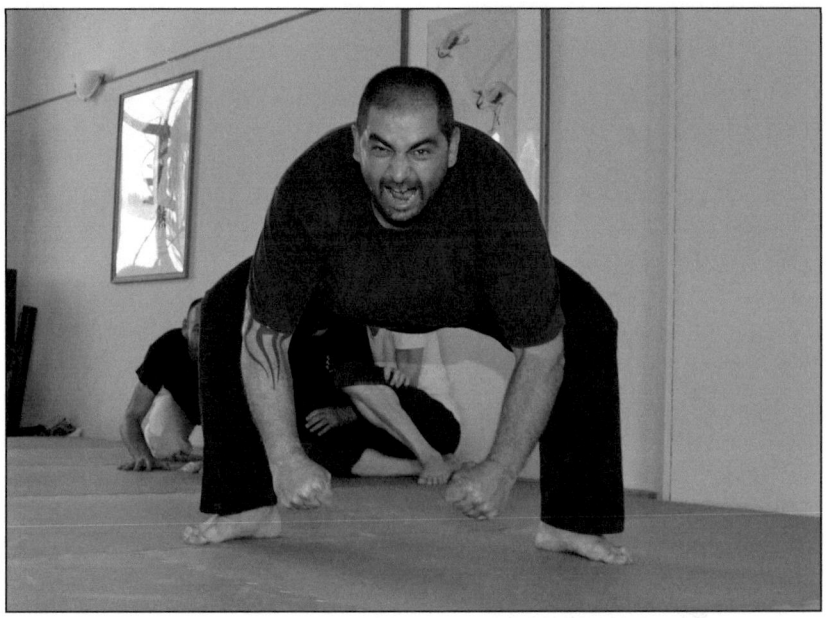

Paula, 10 ans
L'ours représente l'élément terre et être fermement debout. Ses mouvements à première vue maladroits, sont puissants et forts. L'ours a une forte confiance en lui. Il sait ce qu'il veut. Pour le Kung-fu, les mouvements ont repris le comportement naturel de l'ours.

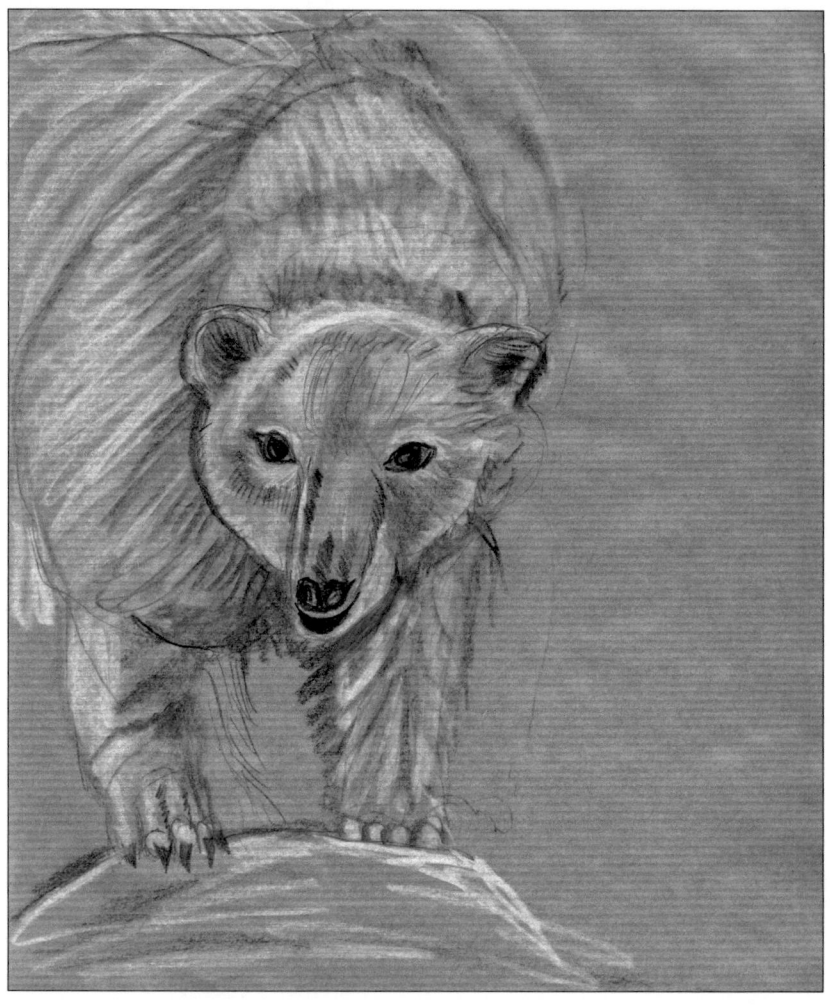

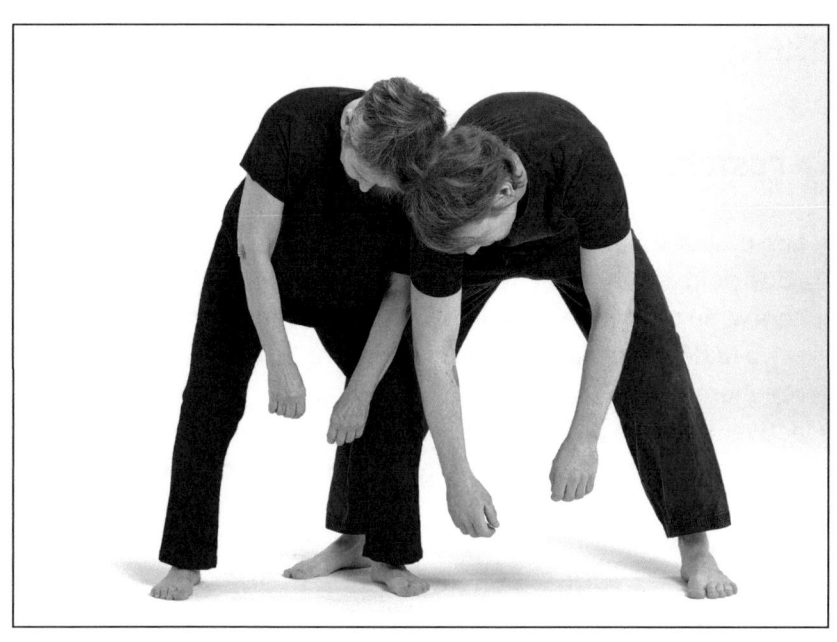

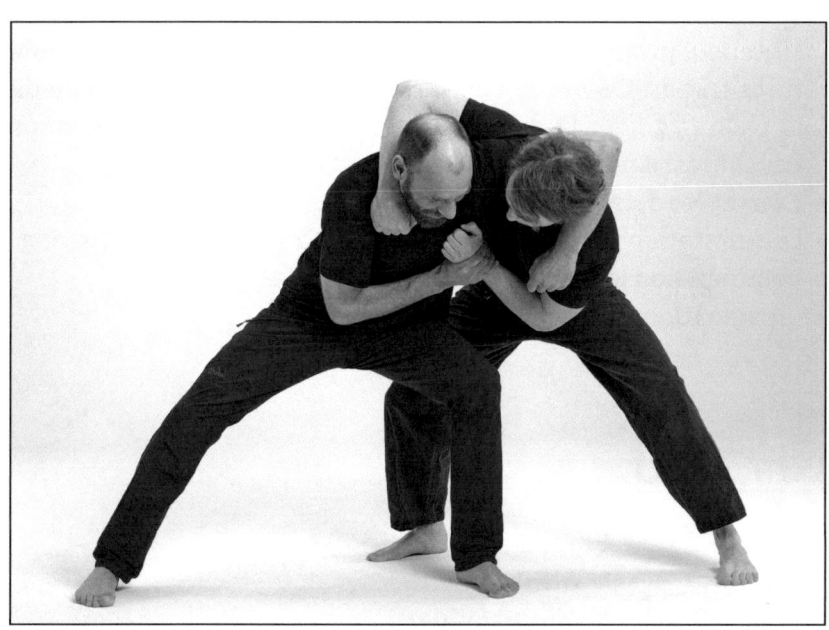

EXERCICES POUR L'OURS

LA POSTURE DE BASE: MUDRA DE L'OURS

- Les mains forment des poings desserrés devant le bas ventre, „des poings en coton" et enferment doucement les points du centre du paume de la main. Lors de cette posture de repos, pensez à la détente dans le centre du ventre, à ressentir et à respirer régulièrement.
- activer la voute plantaire
- baisser le point de gravité, activer les muscles du ventre

EXERCICE DE L'OURS: LES POINGS DE L'OURS

- Posture de base : mudra de l'ours
- Avec le poing gauche, décrivez un demi-cercle de l'extérieur vers l'intérieur jusqu'à hauteur du menton. En levant le bras, l'épaule reste en-bas. Ouvrez le poing et avec un mouvement tendre de la paume, guidez la doucement sur la ligne du milieu du corps devant le bas-ventre
- Exercer les deux cotés en alternance
- La respiration est régulière et calme. La vitesse peut être augmentée selon les exigences ou le but de l'exercice
- (imagination, des images)

EXERCICE QIGONG
L'OURS
YouTube (Video)

IMPULSION POUR L'INTROSPECTION:

Calme intérieur - force et sérénité - prendre bien soin de soi.
L'ours est stable, il montre sa force et sait se protéger. L'image mentale de l'ours aide à sentir le sol sous ses pieds. Qu'est-ce qui me donne la stabilité ? Je regarde autour de moi, calme en moi et je rencontre la vie dignement avec sérénité. La grotte de l'ours symbolise une grotte de retrait où je m'installe agréablement en pleine conscience sachant que persévérance peut devenir rigidité et sécurité peut ammener à l indolence.

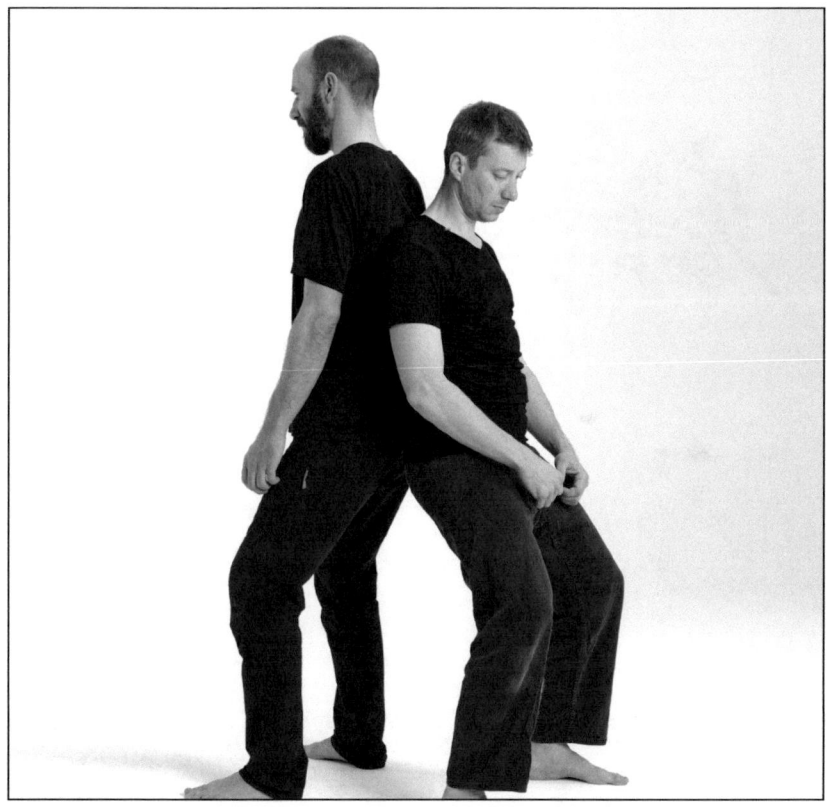

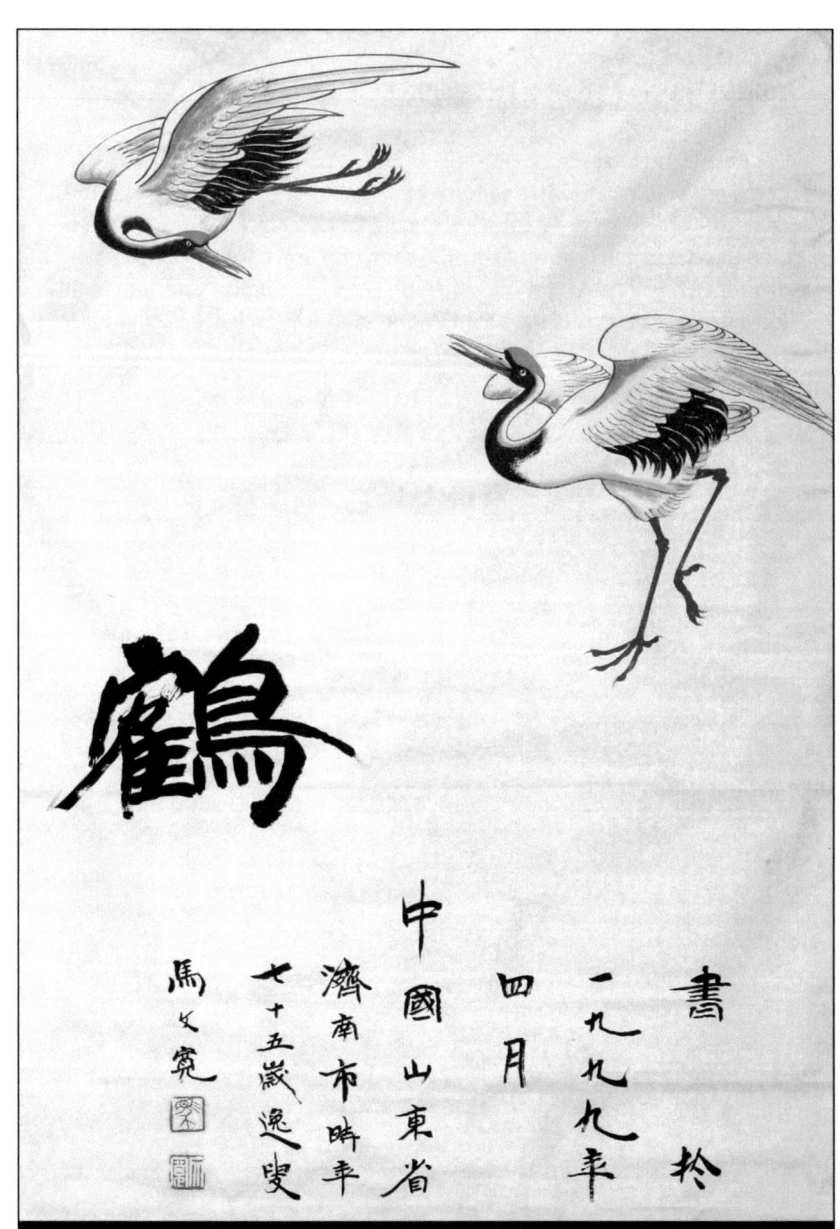

鶴

書於
一九九年
四月
中國山東省
濟南市昕辛
七十五歲逸叟
馬文寬

L'air, le large et la légèreté sont attribués à la grue.

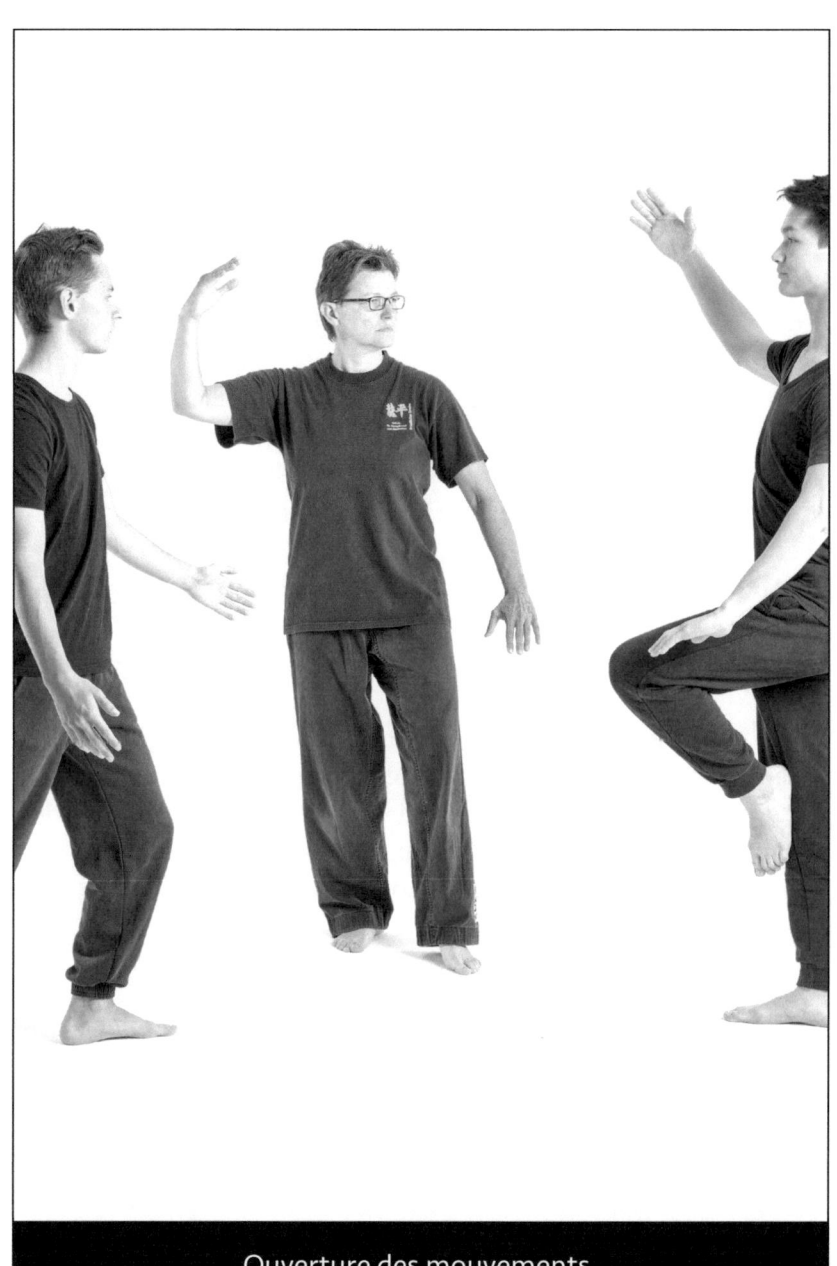

Ouverture des mouvements.

LA GRUE

La grue représente le départ et la renaissance.

Le vol de la grue ouvre des nouveaux horizons, par une vue d'ensemble, d'autres points de vue deviennent possibles. Sa posture droite aide à aiguiser la vision de l'essentiel.

Les exercices de la grue élargissent nos possibilités par le développement de nos visions, ouvrent des nouveaux espaces et augmentent la disponibilité de prendre la route. Des situations peuvent être regardée avec recule. D'un côté la grue a une apparence gracieuse, pleine de beauté et de légèreté, mais elle est aussi prête à frapper avec un battement d'aile dur ou à piquer avec son bec.

L'ARCHÉTYPE

Dans l'archétype féminin, nous associons à la grue la guérisseuse, la femme sage. Dans le mythos elle est aussi la sorcière, la « hagsetterin », qui regarde au-dessus des haies dans d'autres mondes. Ses forces peuvent être utilisées pour le meilleur ou pour le pire. Le pendant masculin est le magicien ou le magicien noir.

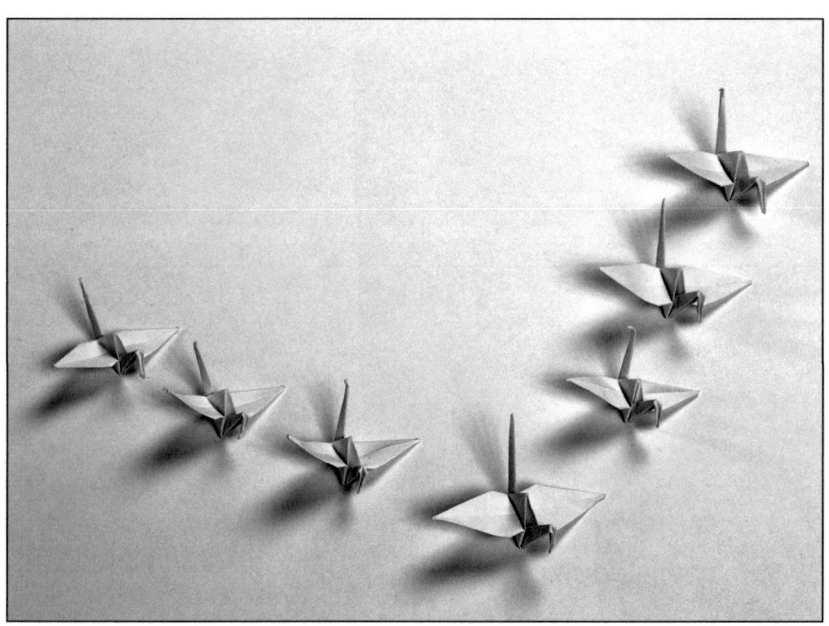

QUESTIONS QU'ON PEUT POSER À LA GRUE:

- Quelle précision doit avoir mon but ?
- Qu'est-ce que je voudrais changer ?
- Quels risques peuvent induire la vue d'ensemble ?
- Quand ai je besoin du regard perçant ou du regard doux ?

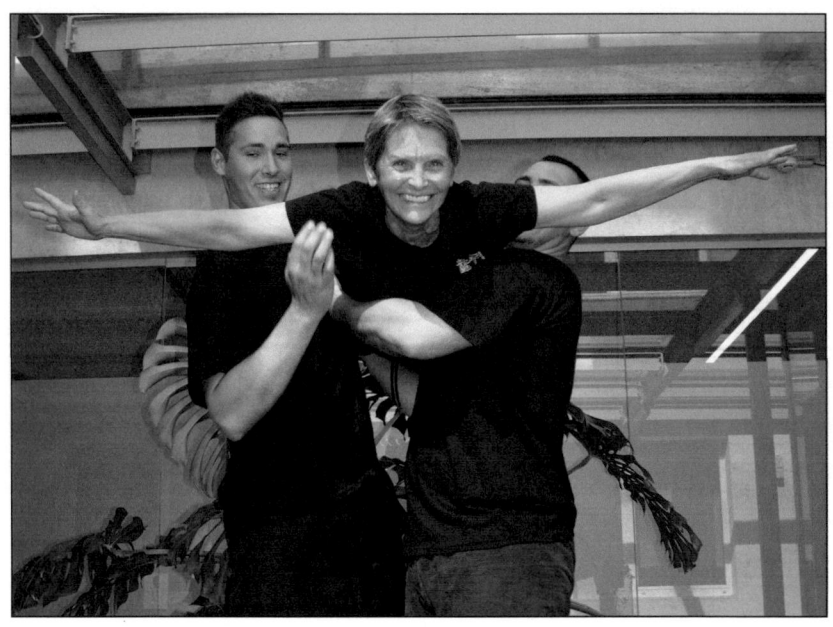

CE QU'ON PEUT INTÉGRER DANS LA VIE QUOTIDIENNE:

- Élargissement des points de vue et de la pensée prévoyante
- Vigilance et capacité d'équilibre
- Se mettre en route, organiser les objectifs
- Changements de perspectives
- Experimenter ses propres limites, mais aussi poser des limites

TECHNIQUES ET EXERCICES

Les techniques fortes et les techniques douces des arts martiaux peuvent être utilisées avec la grue. La largeur des mouvements avec les bras ondulés créent de la distance. Des techniques avec le bâton ou les couteaux représentent le bec pointu.

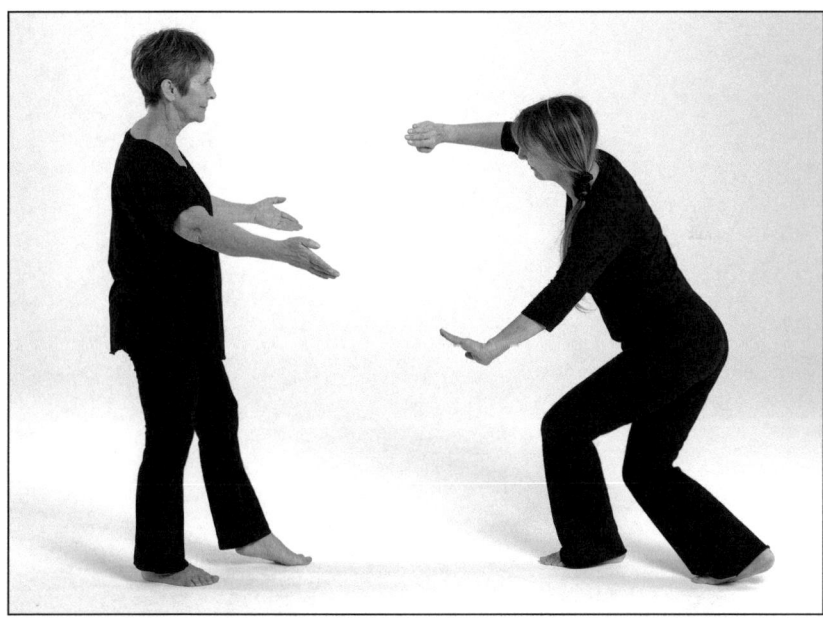

Mia, 10 ans

La grue - Equilibrée et libre. Les mouvements de la grue sont plein de légèreté. La grue est fermement debout avec un excellent sens de l'équilibre. Avec les exercices de la grue, nous devrons trouver du calme. Nous tenons l'adversaire à distance avec des mouvements rapides de défense qui ressemblent à la grue.

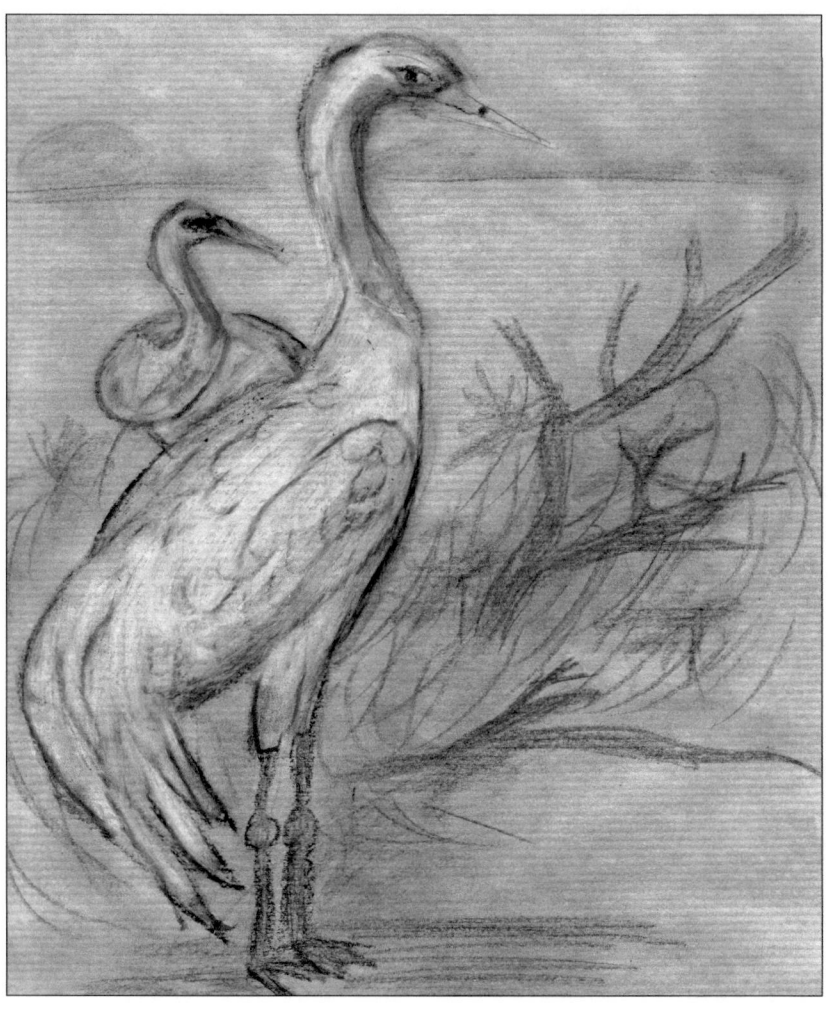

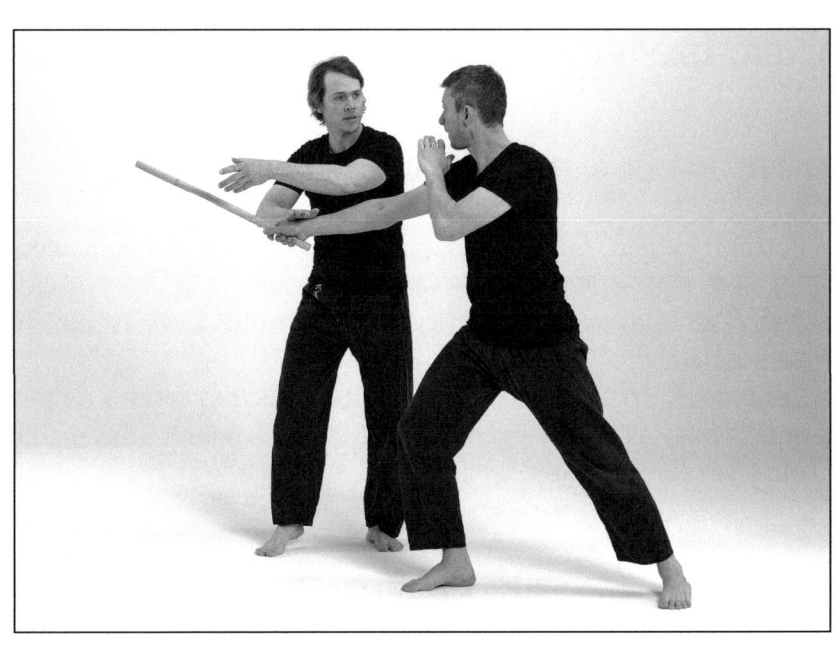

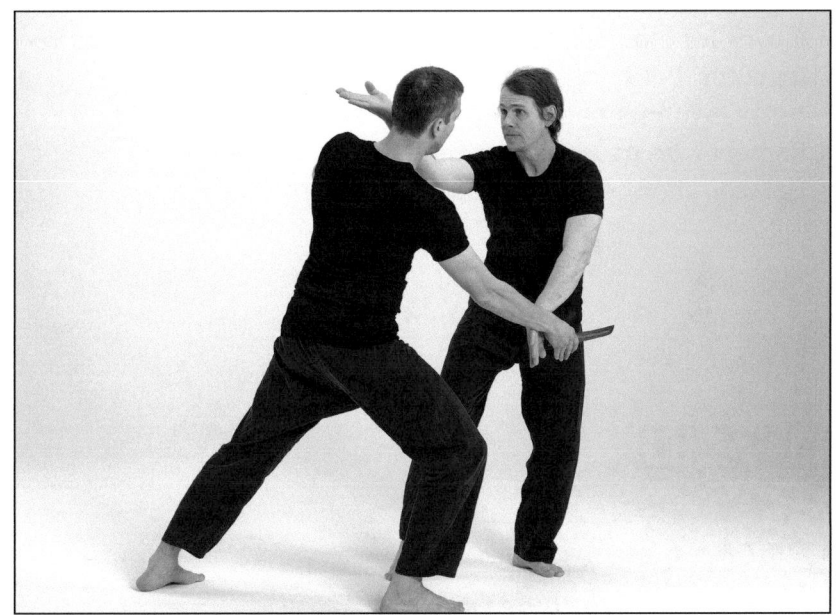

EXERCISES POUR LA GRUE

LA POSTURE DE BASE: MUDRA DE LA GRUE

- Position initiale : être debout, pieds parallèles largeur d épaules, les pieds légèrement tournés vers l'extérieur
- Redresser la colonne à la verticale, l'apex le plus élevé est ouvert vers le haut
- Les bras forment un arc vers les cotés avec des coudes dirigés vers le bas, les doigts légèrement tendus, les paumes des mains ouvertes vers l'avant

L´EXERCISE DE LA GRUE: LES AILES DE LA GRUE

- Posture initiale: être debout, pieds parallèles largeur d épaules, légèrement tournés vers l'extérieur
- Ouvrir les bras vers les côtés en mettant le dos des mains vers les côtés
- Les bras forment un arc doux vers l'extérieur
- Ramener les paumes lentement vers le bas ventre
- La respiration accompagne le mouvement

EXERCICE QIGONG
LA GRUE
YouTube (Video)

IMPULSIONS POUR L'INTROSPECTION

Beauté gracieuse, lucidité et clairvoyance, un objectif devant les yeux. La grue s'ouvre et s'épanouit. Avec ses ailes larges, elle montre élégance et légèreté. Avec l'image de la grue, j'accueille de nouvelles impulsions et je les accepte. A quoi devrait ressembler ma cible exactement ? Je me mets en route, je suis prêt à découvrir de nouveaux territoires, je connais mes objectifs et je vais vers la vue d'ensemble. Pouvoir poser mes limites me permes de mûrir et denourrir ma curiosité des objectifs et des lieux inconnus, tout en reconnaissant les risques et les obstacles de ce voyage.

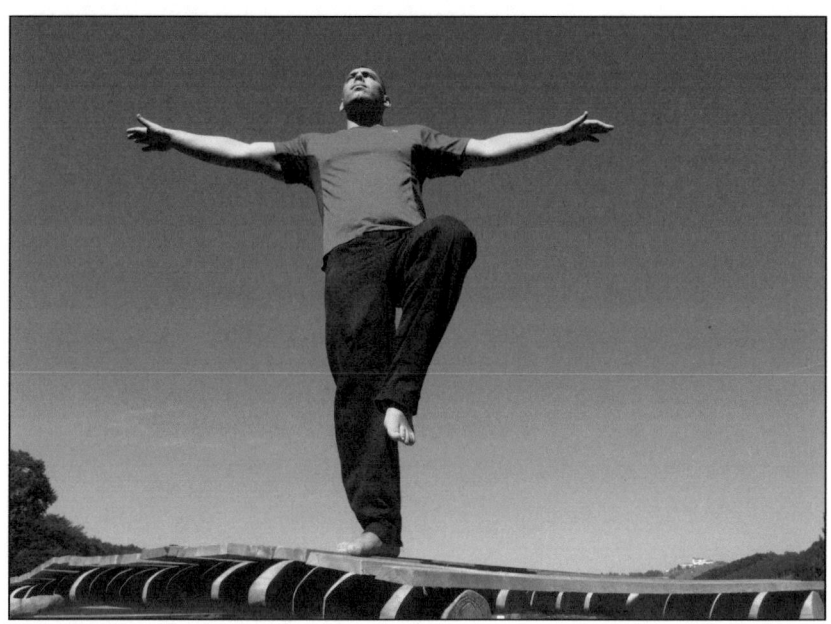

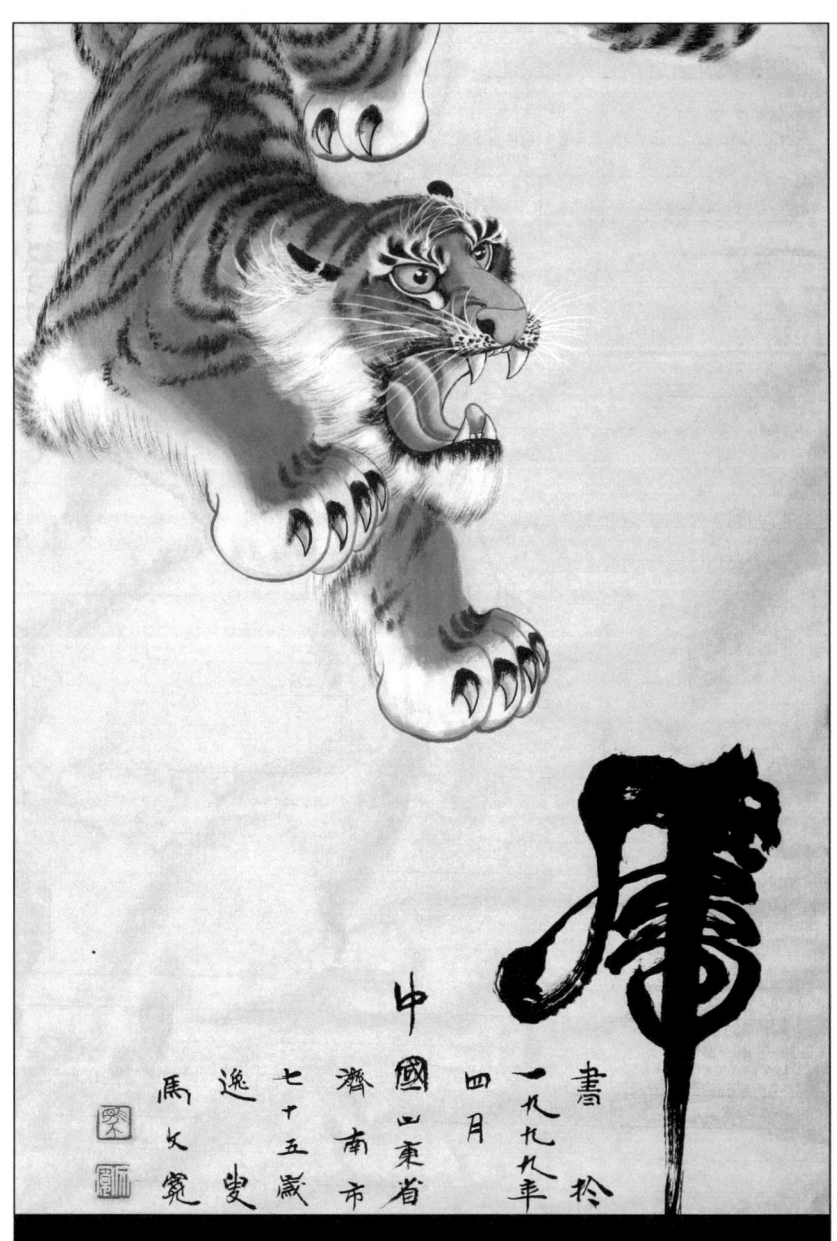

書於
一九九年
四月
中國山東省
濟南市
七十五歲
逸叟
馬文寬

Le feu, la dynamisme et la vitalité corresponndent au tigre

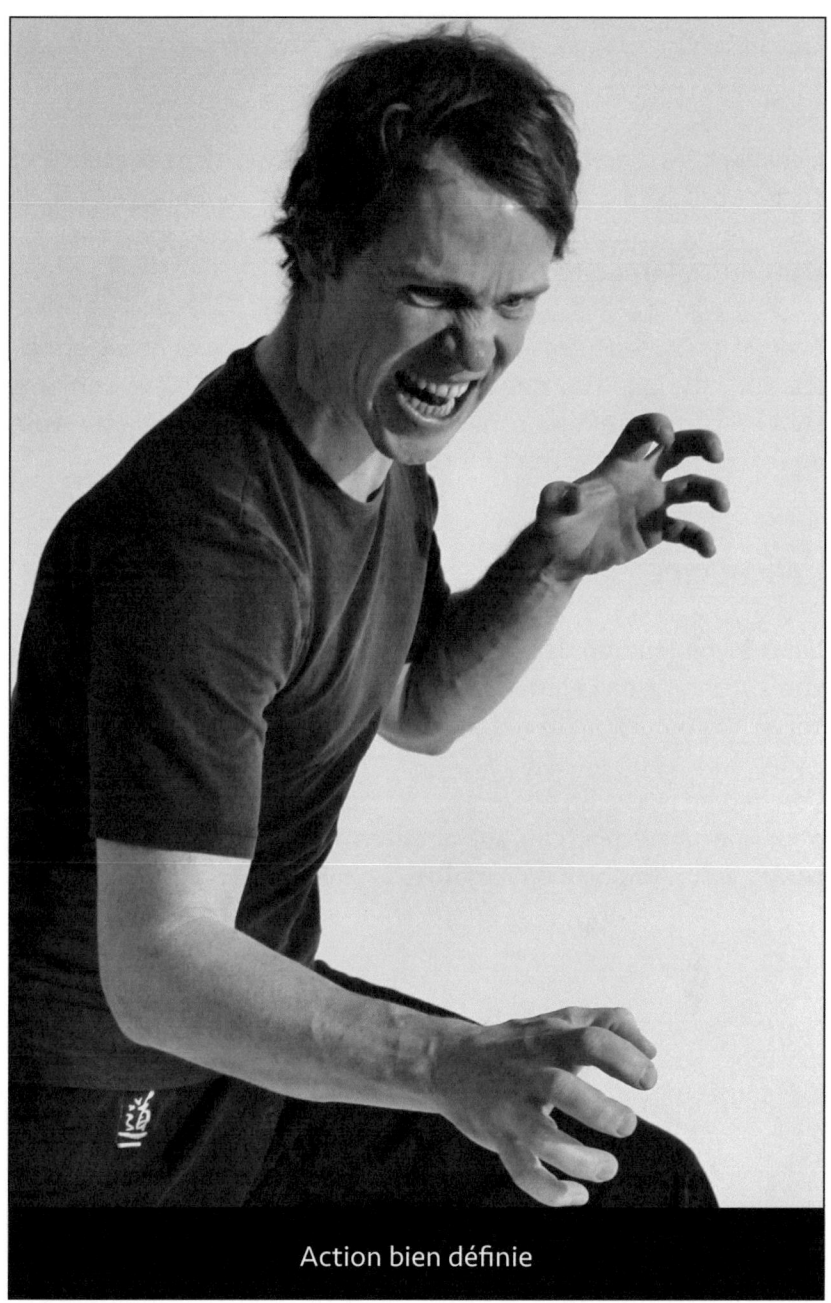

Action bien définie

LE TIGRE

L'élément du tigre est le feu. Le tigre représente la présence et l'action précise sans équivoque. Il incorpore la confiance en soi, en ses intérêts. Il impose fermement ses intérêts. Chacune de ses actions est claire et directe.

Énergie et courage, traverser aussi des circonstances de vie difficiles, sont des qualités que nous lions au tigre. Ses côtés sombres sont un comportement sans scrupules et un abus de son pouvoir; des excès de rage destructeur complètent l'image.

L'ARCHÉTYPE

L'archétype féminin de tigre est l'amazone. Elle symbolise le pouvoir autonome de la féminité. Le coté sombre est la force destructrice, elle représente la vengeance et l'extermination.

L'archétype masculin est le guerrier qui auto-déterminé, s'engage pour une cause avec courage et détermination. Le mercenaire par contre sert n'importe quel maître.

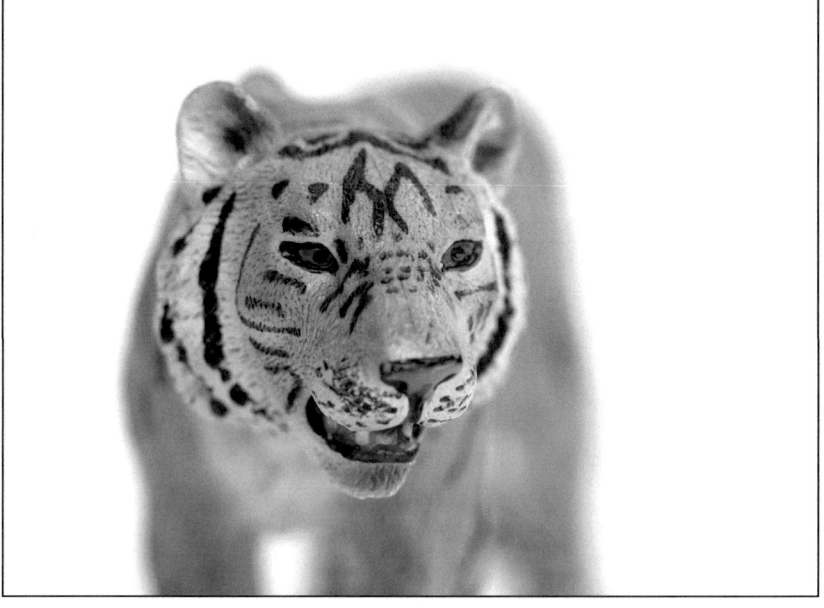

QUESTIONS QUI PEUVENT ÊTRE POSÉES AU TIGRE

- Qu'est ce qui doit arriver pour que je me batte ?
- Quand dois-je montrer les dents et les griffes ?
- Est-ce que je suis prêt pour le combat ?
- Comment puis-je m'imposer ?
- Pourquoi cela vaut-il la peine de se battre ?
- Quand la violence est-elle pour moi une solution ?

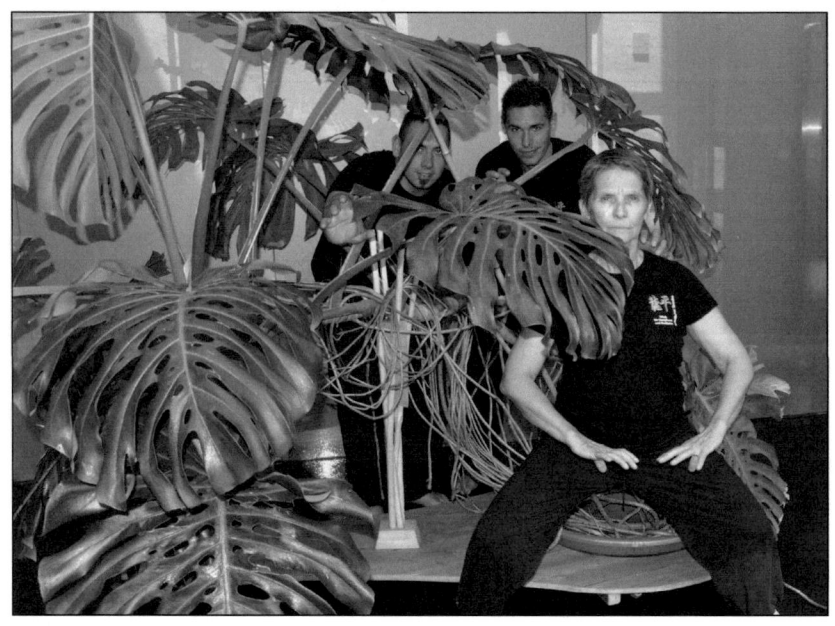

CE QU'ON PEUT INTÉGRER DANS LA VIE QUOTIDIENNE

- Force, pouvoir et courage
- Souveraineté, puissante présence
- Dynamisme, détermination
- Compétences en matière d'affirmation de soi et de gestion des conflits
- Goût du risque

TECHNIQUES ET EXERCICES

Les exercices puissants des arts martiaux apprennent à se battre avec des dents et des griffes, si cela est nécessaire, mais aussi à être souple, être à l'affût et silencieux.

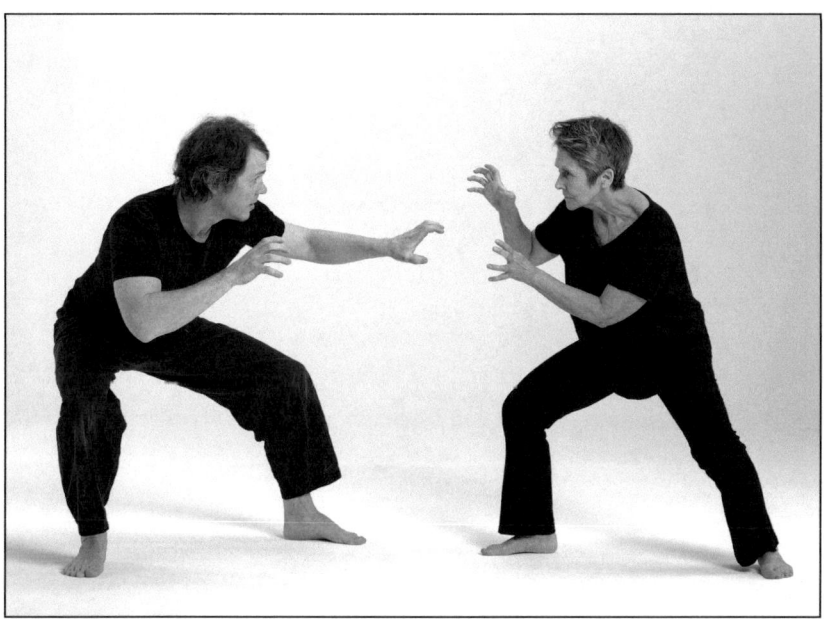

Finn, 11 ans

Le tigre peut attaquer rapidement mais peut aussi retirer ses griffes rapidement; il représente aussi le pacificateur dans le Kungfu. Il est fort mais il attaque seulement si cela est nécessaire. L'élément feu correspond bien à ses mouvements impressionnants. Dans le Kungfu, on peut beaucoup apprendre de lui.

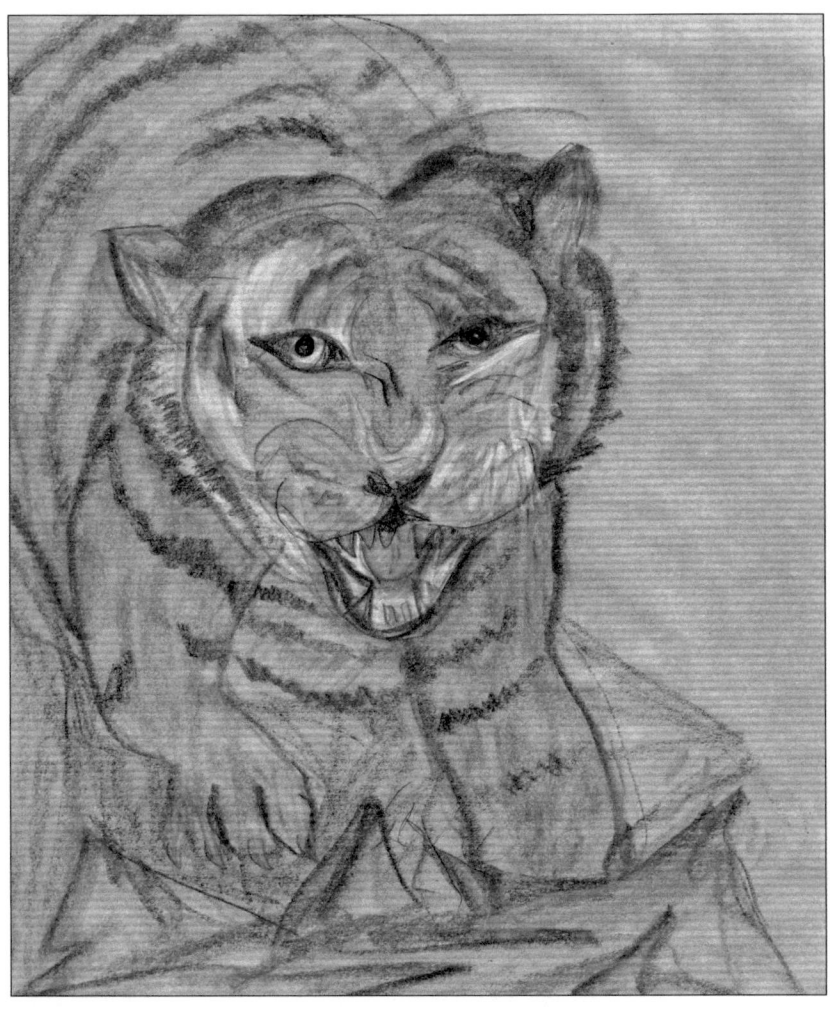

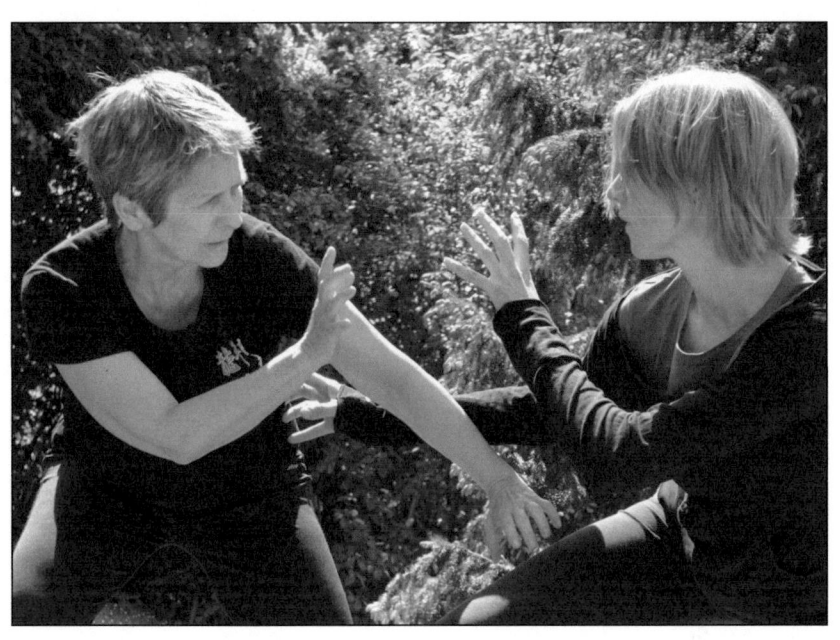

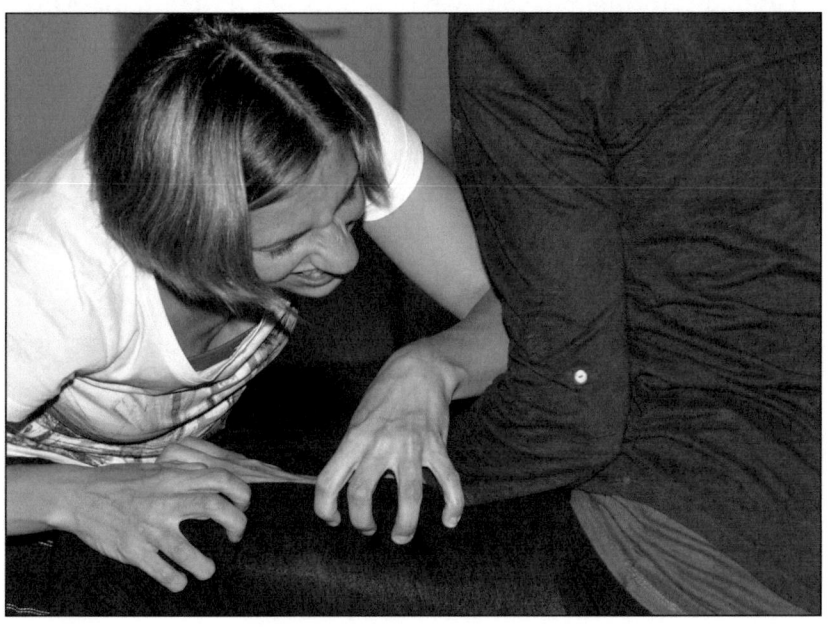

EXERCISES POUR LE TIGRE

POSTURE DE BASE: MUDRA DE TIGRE

- Position initiale: posture du chevalier ou posture large, baisser le point de gravité
- Le dos est droit
- Les bras forment un arc vers le devant
- Les mains devant le bas-ventre sont dirigées vers le bas et forment avec les doigt une patte de tigre
- Le regard est très droit

EXERCICE DE TIGRE: LA GRIFFE DU TIGRE

- Posture initiale: être debout, pieds parallèles et larges
- Les mains forment devant le bas-ventre, des pattes de tigre avec les paumes des mains vers le bas. La paume est détendue, les doigts légèrement écartés forment un léger arc, le bout des doigts sont des griffes
- En montant les mains jusqu'aux côtes, ils forment des poings , le dos des mains vers le bas
- Ouvrir le poing, former une patte du tigre, doucement devant le corps avec un mouvement en spirale. Le bras est tendu
- Refermer la main jusqu'au poing avec un mouvement de rotation, en commençant par le coté du petit doigt et puis la rediriger vers soi

EXERCICE QIGONG
TIGRE
YouTube (Video)

IMPULSIONS POUR L'INTROSPECTION

Action précise - préparation au combat- dynamisme

Le tigre s'impose, il sait pourquoi se battre et agir. S'il le faut, il est précis et rapide. Dynamisme et courage, affûter les griffes et attaquer sont les qualités qu'on associe avec l'image du tigre, réaliser un OUI et un NON clair, être prêt à l'action ici et maintenant.
Pourquoi cela vaut-il la peine de se battre. Je l'apprécie, bien conscient de son pouvoir ainsi que de sa force de destruction.

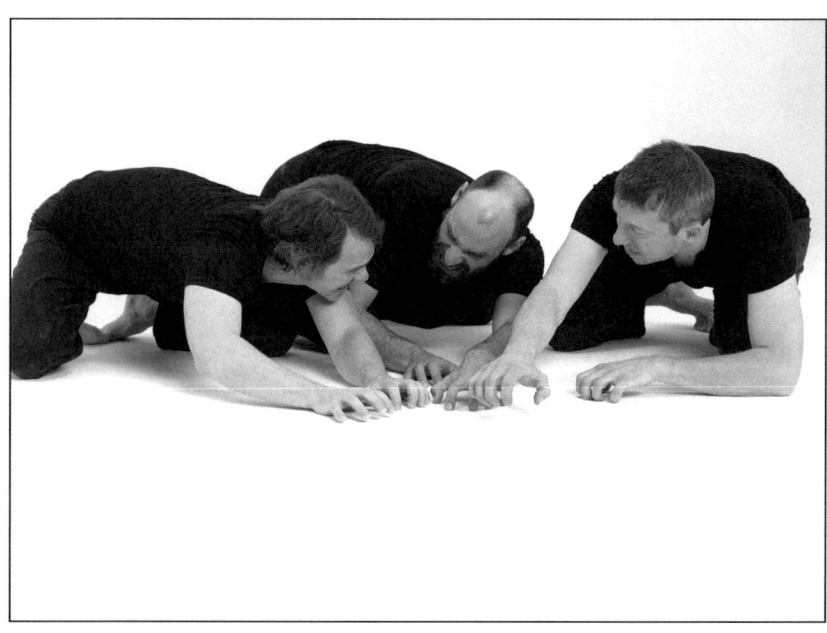

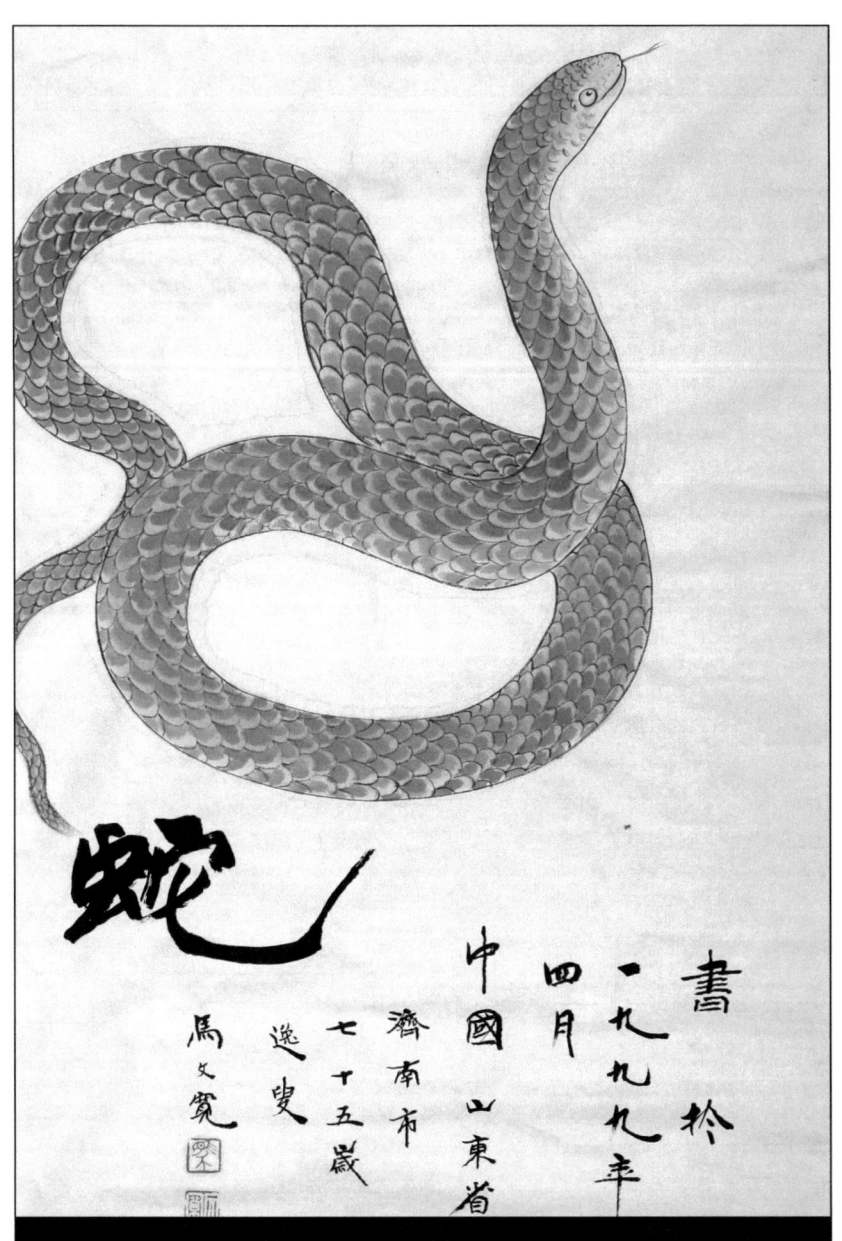

Le serpent avec son agilité et adaptabilité est associé à l'eau

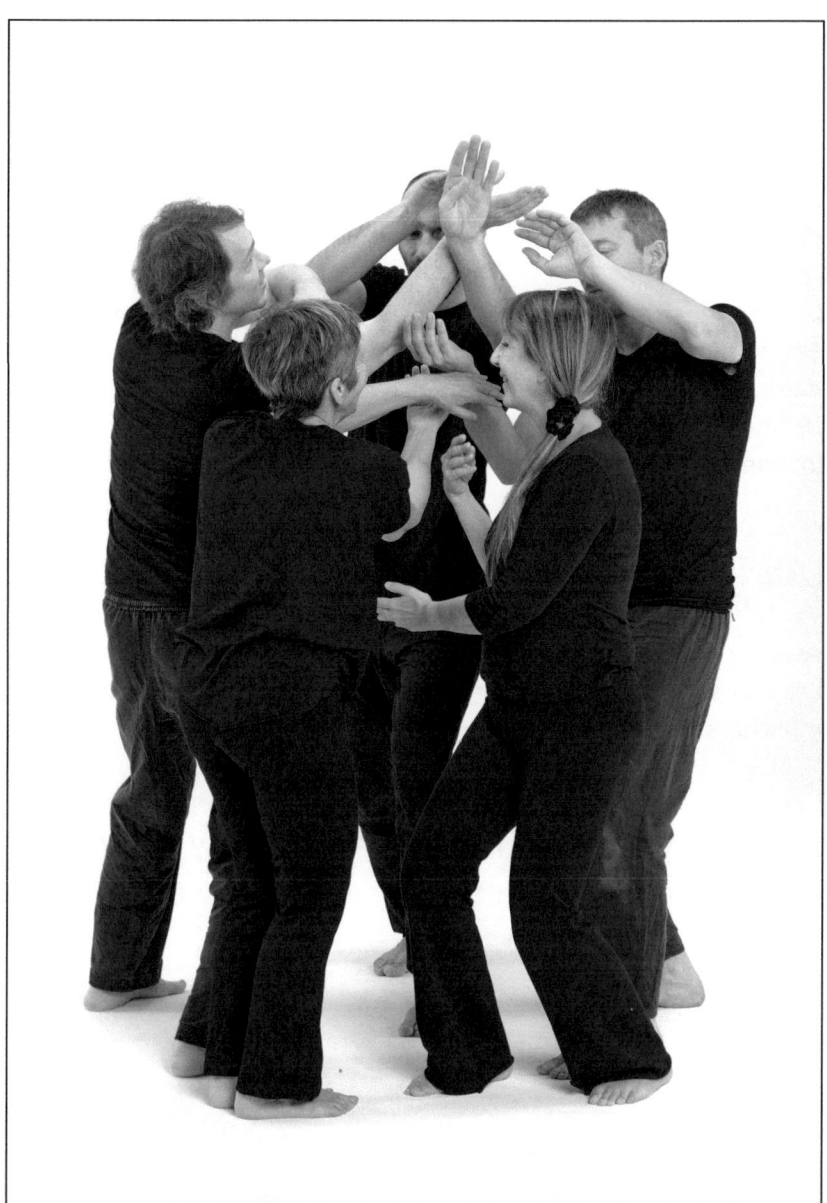

Prêt au changement

LE SERPENT

Le symbole du serpent représente le principe de transformation. L'union des contrastes: « meurs et renais » est expérimentée directement.

Les caractéristiques comme lagilité et l'adaptabilité sont associées au serpent. Il s'adapte à son environnement et peut survivre dans des conditions changeantes. Sa souplesse est vécue à travers les mouvements. Sa capacité de muter signifie le développement intérieur et extérieur, le renouvellement et la renaissance.

L'ARCHÉTYPE

Avec le serpent nous associons l'archétype de séductrice. Dans l'aspect sombre, la prostituée, le corps est considéré comme marchandise.

L'archétype de l'amant dans l'aspect lumineux représente la vénération de la femme, le pendant est le proxénète qui vend de la marchandise « femme ».

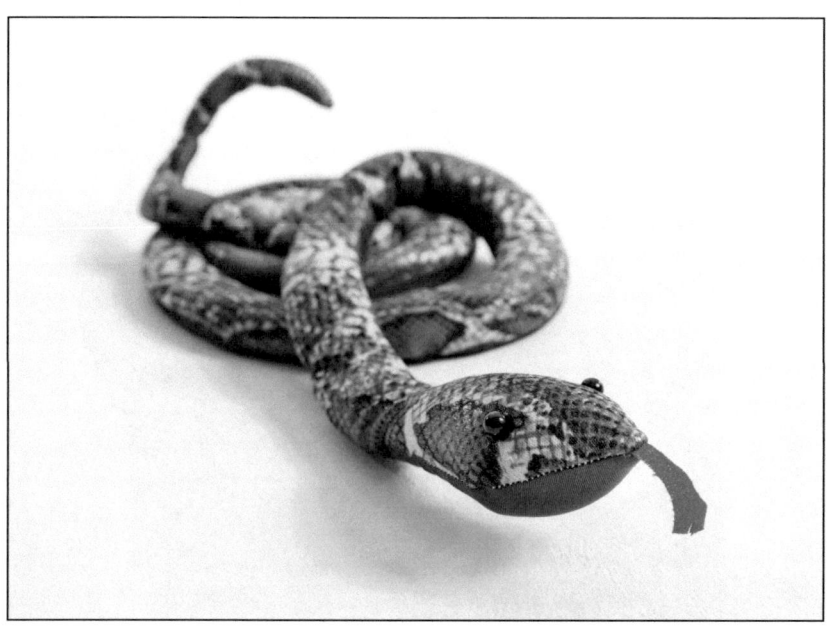

QUESTIONS QUI PEUVENT ÊTRE POSÉES AU SERPENT

- Suis-je souplesse ?
- Est-ce que je suis agile ?
- Suis-je prêt à m'adapter ?
- Comment est ce que je me protège quand je suis à fleur de peau et vulnérable ?
- Vers qui je me tourne ?
- Qu'est-ce qui est plaisir pour moi ?
- Qu'est-ce que la sensualité et le plaisir signifient pour moi ?

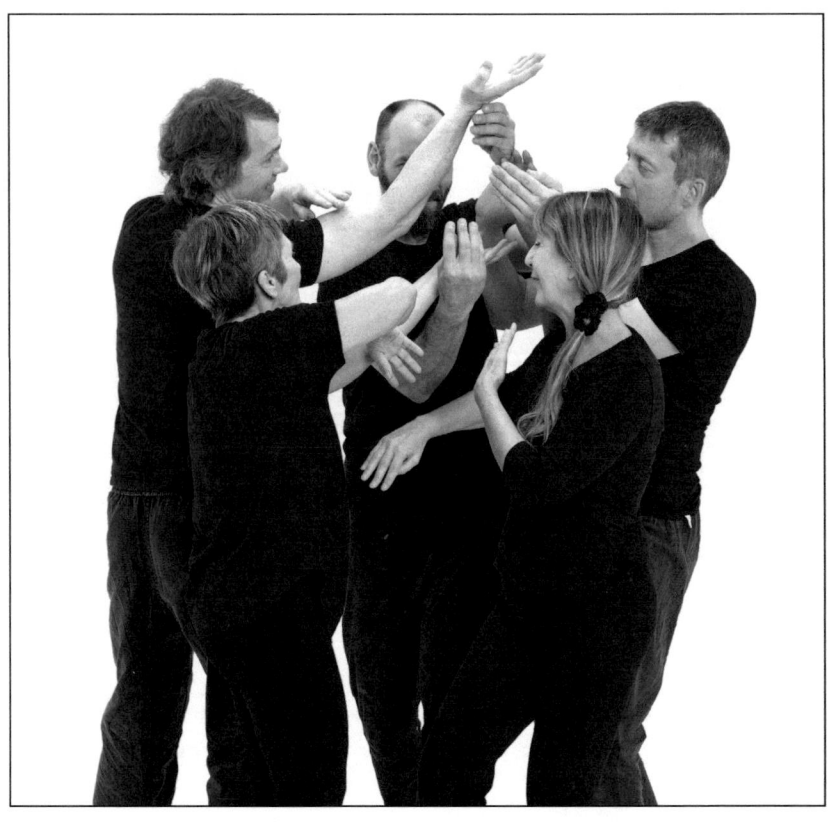

CE QU'ON PEUT INTÉGRER DANS LA VIE QUOTIDIENNE

- Souplesse
- Inconditionnalité
- Lâcher ce qui est passé et faire confiance au renouveau
- Joie de vivre
- Séduction et tentation

TECHNIQUES ET EXERCICES

Les techniques des arts martiaux associées avec l'image du serpent sont des emmêlements puissants et serrements fermes mais aussi des retraits agiles et des relachements doux.

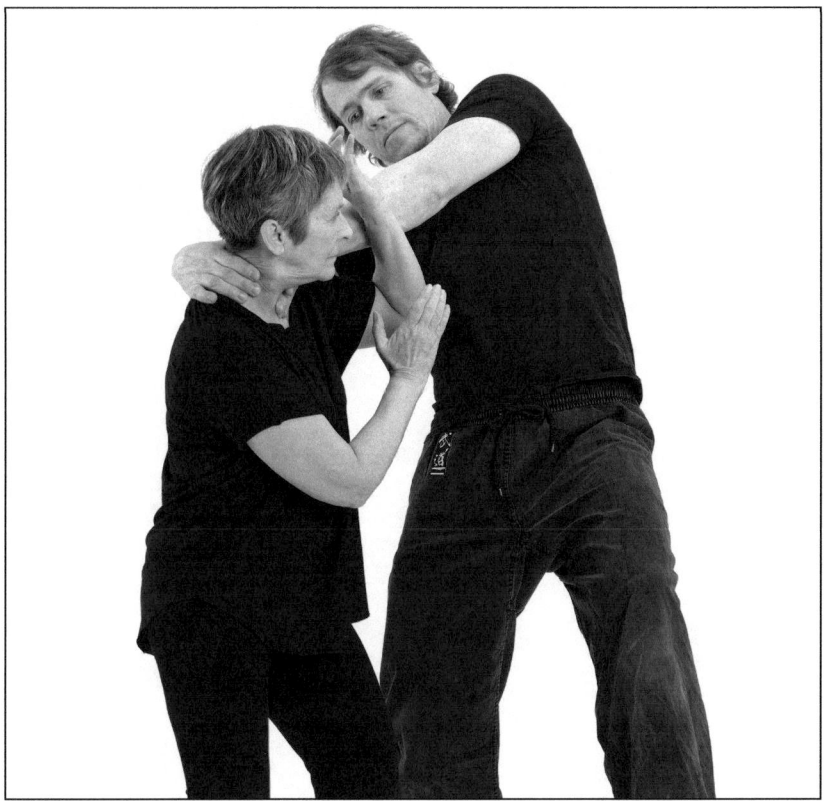

Liam, 10 ans

Le serpent correspond à l'élément eau. Il est rapide, souple et agile s'il est nécessaire de prendre de nouveaux chemins. Il peut vite faire une embardée et reste toujours calme. Ses mouvements sont réguliers comme des vagues sur l'eau. Il est fort mais aussi discret. Il pense à lui même et fait seulement ce qu'il considère comme juste.

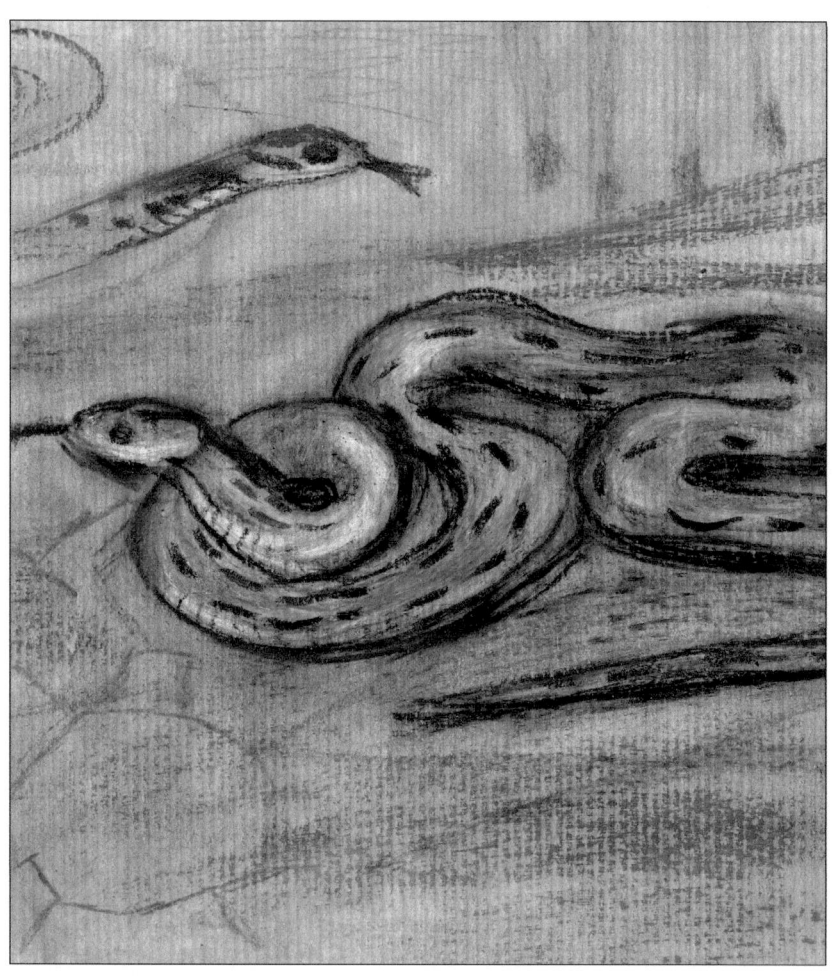

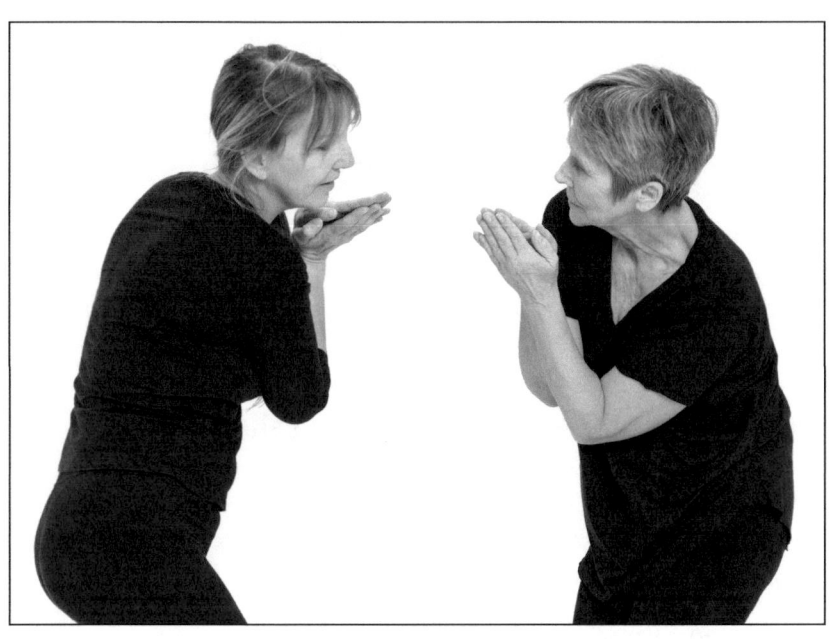

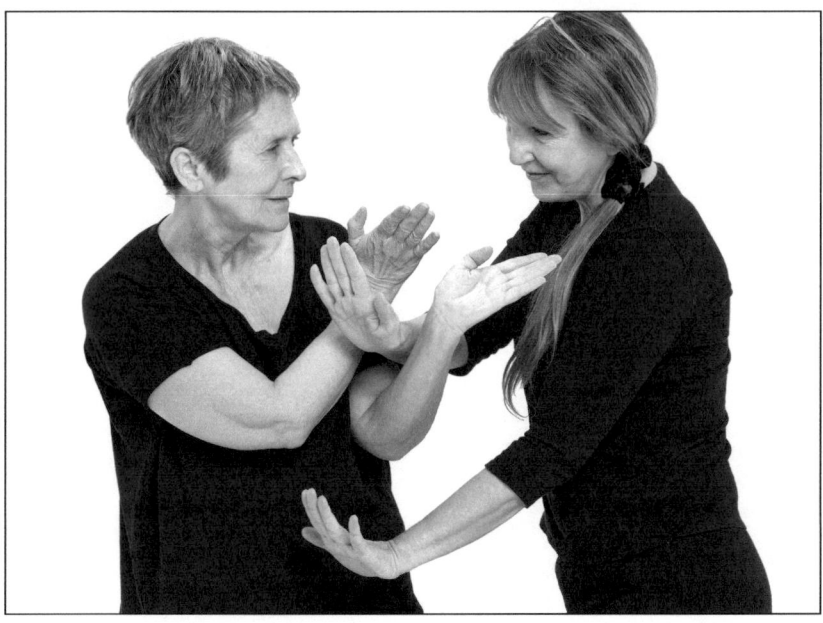

EXERCICES POUR LE SERPENT

POSTURE DE BASE: MUDRA DE SERPENT

- Position initiale: les pieds joints
- le corps droit
- rejoindre les paumes des mains devant le centre de la poitrine

EXERCICE DU SERPENT: LES MAINS DE SERPENT

- Posture initiale: les pieds joints
- Les paumes des mains jointes et les bouts des doigts montent vers le haut
- À partir du bassin commence le mouvement ondulant de droite à gauche
- Les mains dessinent un mouvement de vagues en contre-sens, le bouts des doigts guident; la tête reste droite
- La main en dessous, porte le coude du dessus

EXERCISE QIGONG
Serpent
YouTube (Video)

IMPULSIONS POUR L'INTROSPECTION

Bouger souplement - adaptabilité et transformation, réunir des contrastes.

Le serpent symbolise la disposition au changement. Se libérer du passé et se préparer à de nouveaux chemins. Dangers et épreuves, muter et maîtriser la vie dans sa nouvelle peau est le destin et la chance d'être du serpent. De quelle charge vais-je me libérer ? L'agilité du corps et d'esprit me permettent de vaincre habilement les difficultés de la vie et de les dépasser facilement. Est-ce que je suis souple ? Puis-je m'adapter à de nouvelles situations ? La joie resentie par ses sentiments et actions sensuelles me libèrent de la mauvaise humeur et des autres perturbations, tout en restant conscient de la dangereuse aspiration de l'instablité.

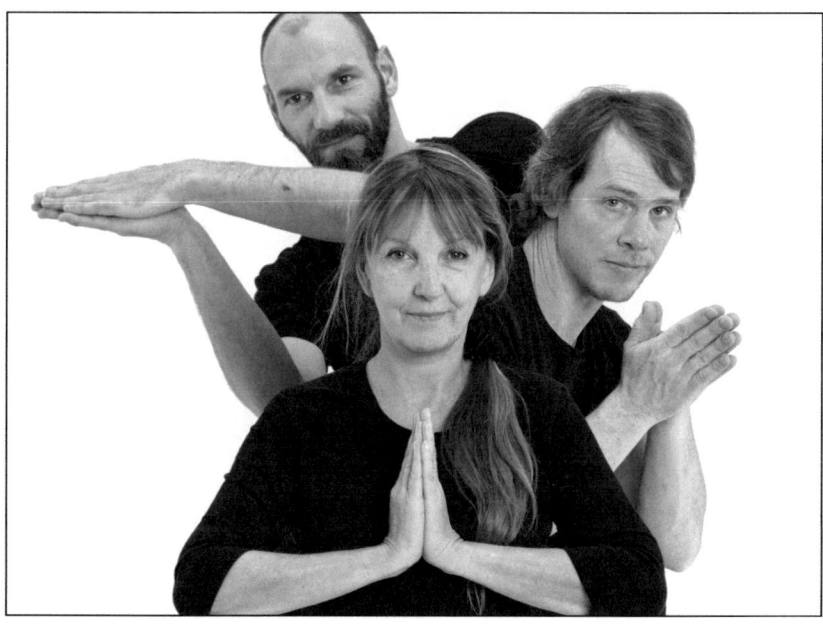

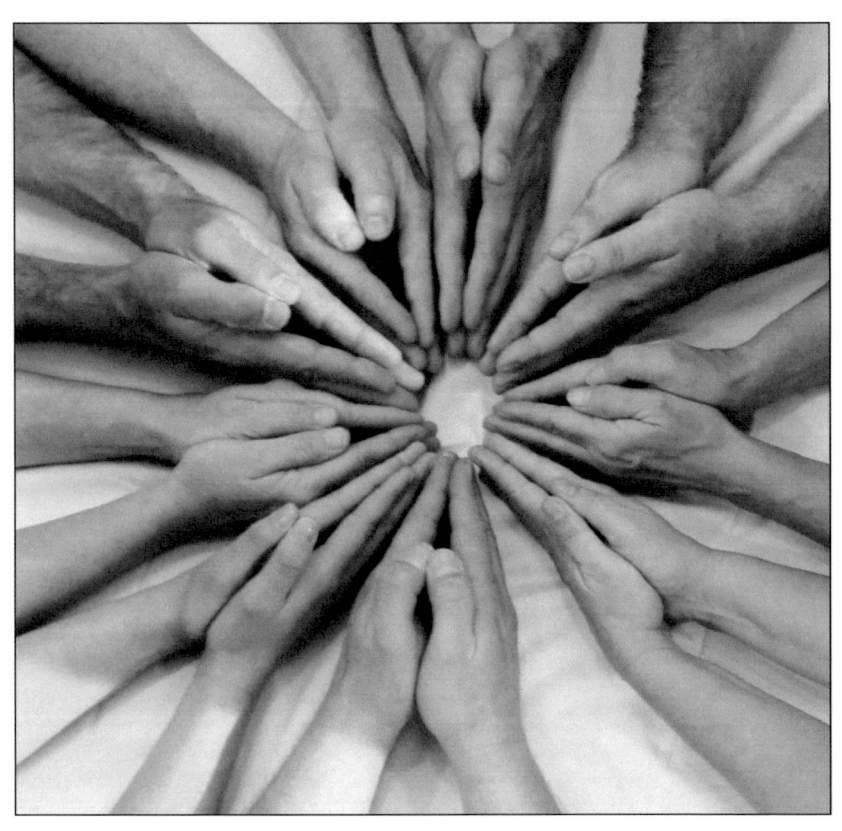

LA DANSE AVEC L'ÉNERGIE VITALE

La danse est un mouvement ancré dans nos expériences en tant que rituel de guérison. Le mouvement est comme un langage en évolution. La danse a toujours fait partie de la vie sacrée et culturelle. Les formes de danse changent, sont socialement acceptées ou rompent avec les normes et conduisent à des changements. La danse exprime l'esprit du temps et peut toucher profondément. Elle déclenche des états émotionnels et favorise le développement d'un sentiment d'appartenance à la communauté. Les sensations deviennent claires, obtiennent l'espace et le cadre dans lequel elles peuvent s'exprimer.

La danse est une forme d'expression de sa propre personnalité. Elle ouvre la voie au développement du potentiel créatif et à la découverte des possibilités individuelles.

La danse du Qigong intègre des mouvement de base répétés ansi que des mouvements sponanés. De cette combinaison naît une danse libre, qui touche notre être intérieur. Des impulsions spontanées se développent à partir du sujet d'enseignement proposé et sont exprimées. Les interrelations entre le mouvement libre et les modèles de comportement, en contact avec les autres personnes, peuvent être reconnues et être modifiées. La première étape consiste à créer une base, puis à redécouvrir des visions et des buts, puis à les mettre en œuvre activement en les combinant avec ses propres expériences. L'accent est mis sur ses propres thèmes.

L'expression d'un sentiment est facilitée par l'expérience des différentes métaphores animales. C'est d'abord l'ours qui frappe, la grue qui se tient sur une jambe, le tigre qui ouvre la bouche, le serpent qui touche. Nous pouvons utiliser le „énergie des animaux" et prendre conscience des schemas de notre propre comportement.

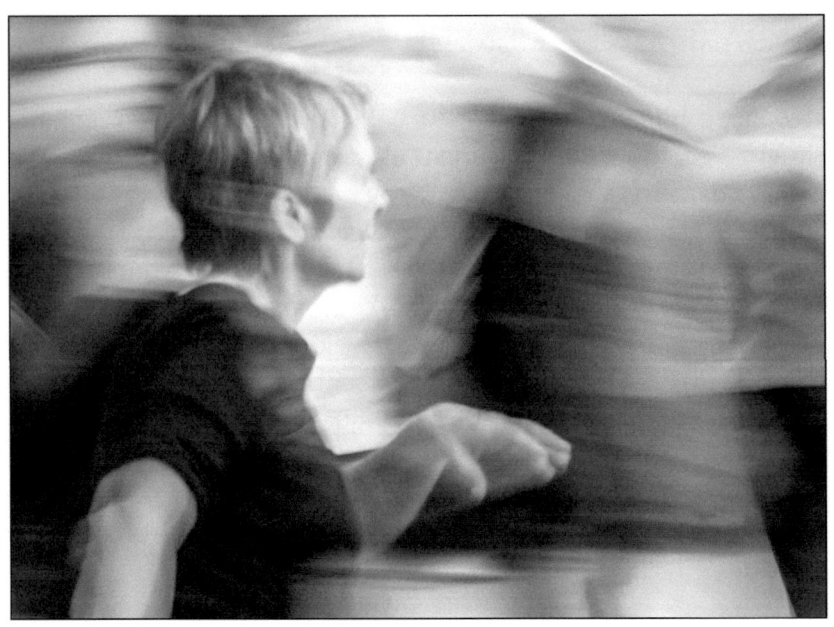

Nos propres schemas deviennent apparents. Le corps comme porte d'entrée de l'âme peut rapidement rendre visible le caché et l'opprimé. On peut aussi rencontrer des choses „interdites" ou „oubliées".

Ainsi, par exemple, le thème de la grue peut être vécu avec autant de grâce et de légèreté qu'il est limité. Mais aussi dans la peur de se montrer et de s'ouvrir aux beautés de la vie, les abîmes peuvent s'ouvrir. Le Qigong Dancing cest aussi l'intégration de ces parties „oubliées". Seule la perception critique de sa propre posture permet d'engendrer des changements. La musique soutient le mouvement et aide à se mettre dans les différentes ambiances.

Les aspects ludiques et combatifs trouvent également leur place. L'apprentissage cognitif et émotionnel est soutenu par le mouvement. Cela permet la croissance et la maturation. La variété des expériences dans Qigong Dancing et la responsabilité de l'interaction constructive et destructive avec soi-même et les autres créent la liberté, à l'intérieur et à l'extérieur. Ainsi, des processus de guérison et de réconciliation peuvent avoir lieu.

A PROPOS DE LA MUSIQUE AVEC LES QUATRE IMAGES D'ANIMAUX

Le texte suivant a été écrit par Christoph Schwarz, musicien et formateur viennois. Il m'accompagne en direct avec sa musique lors de mes séminaires depuis des années. Notre coopération intensive se traduit par des moments denses pour tous les participants, car l'atmosphère est directement traduite en musique :

La musique et le son proviennent du mouvement du joueur et des corps sonores. Ils se produisent dans un vide, remplissant et franchissant les frontières entre l'intérieur et l'extérieur. Les sons créent des atmosphères et des transitions. Ils ont été utilisés depuis des temps immémoriaux pour servir de médiateur entre l'intérieur et l'extérieur, entre les individus et le groupe, entre les gens et les dieux, entre le ciel et la terre. Tout comme le langage corporel et le langage des mots, le son transmet des messages et crée des connexions. Les sons créent des espaces et peuvent changer la qualité d'une atmosphère à l'intérieur et à l'extérieur.

La musique et les sons sont éphémères et toujours provisoires. Ils ne restent pas et s'évanouissent rapidement. Mais ils peuvent se répercuter et approfondir leur effet avec le mouvement.

Il est donc évident d'utiliser la musique comme support et „amplificateur" pour les processus en mouvement de l'expérience, comme dans le travail avec la „l´énergie des quatre animaux".

En tant que musiciens, l'objectif est de traduire les divers aspects des images animales individuelles et leurs analogies en sons, et de créer l'espace dans lequel le voyage individuel d´expérience des participants peut suivre son cours.

LA QUINTESSENCE

La quintessence exprime l'essence, l'essentiel. A l'origine, cela signifiait le 5ème élément. En latin, Aristote l'appelait éther de qualité. En Inde, l'éther est le centre de la haute énergie et l'espace dans lequel tout est contenu. Dans l'ancienne Chine, il est devenu le concept global de énergie vitale Qi.

La quintessence du Qigong Dancing est la combinaison des qualités de base des quatre animaux. Nous y associons quelques thèmes de base du flux d'images archétypales.

Les archétypes (C. G. Jung) sont des images stockées dans l'inconscient collectif et individuel basé sur des expériences existentielles de l'humanité telles que la naissance, la vie et la mort, la santé et la maladie. Ils représentent aussi des désirs, des fantasmes, des peurs et des stratégies d'adaptation. Le terme archétype a ses racines linguistiques en grec et signifie origine, et motif (archè), modèle, archétype (typos).

Dans chacun de nous, ils sont basés sur les expériences et les traditions de nos ancêtres, et sont liés à nos propres idées. C. G. Jung était d'avis que des symboles et des images similaires sont présents dans les traditions de toutes les cultures. Il en déduit la thèse selon laquelle il existe chez tous les hommes des schémas qui remontent à l'histoire de l'origine de l'humanité.

Un archétype en soi n'est ni positif ni négatif. Elle nous fait prendre conscience que tous les modèles de comportement humain sont à notre disposition et que nous pouvons les utiliser d'une manière adaptée à la vie.

Le symbole pour „relier le ciel et la terre", l'étirement vers le haut des bras avec des jambes fermement enracinées, si vous voulez, peut déjà être trouvé dans les dessins préhistoriques de grottes et de rochers. C'est un archétype de l'homme qui, à l'époque comme aujourd'hui, a une signification fondamentale pour faire face à la vie quotidienne et une intégration intemporelle de tous les aspects qui peuvent être vécus.

Dans sa transférabilité, l'exercice „relier le ciel et la terre" symbolise le besoin fondamental: le besoin humain de sécurité et de sûreté ainsi que de croissance et de maturation. L'équilibre entre ces énergies est une tâche et un but à chaque instant de notre vie. Cela signifie qu'il faut assumer la responsabilité de son attitude et de ses actions. Les quatre animaux nous accompagnent avec leurs qualités, associées aux quatre niveaux de communication.

Résonner avec elle signifie se concentrer sur ce qui est essentiel dans la vie, à savoir maintenir la tension entre la réalité et la vision élastique pour la convivialité de la vie.

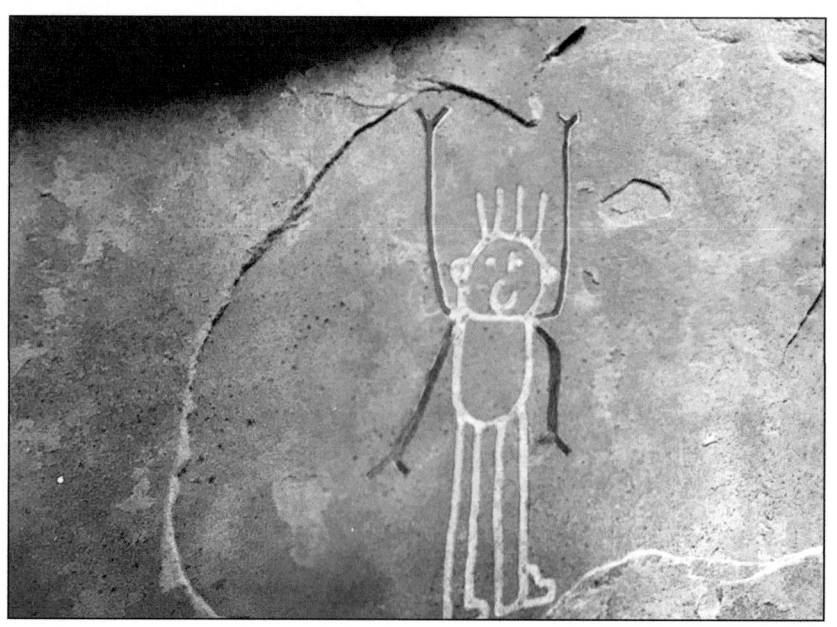

REMERCIEMENT

Beaucoup de gens ont soutenu mon projet de livre dans sa création. Après des années de maturation, il prend maintenant cette forme, pour laquelle je tiens à remercier ces personnes: d'abord mon neveu Volker Agueras Gäng de Berlin. Je remercie Pepe Pazzerello pour ses impulsions créatives et sa mise en page du livre. Merci aussi à Maira Frisch, qui m'a donné l'impulsion décisive pour continuer.

Un grand merci à mes deux amies zen en France: Dorothea Schell, qui a traduit le livre en français, et Danielle Feniou, qui a participer la correction. Gassho à vous deux. Merci à Guy Adoyi pour la relecture. Il me disait, en lisant quil a appris et compris beaucoup sur la vie (coutumes, moeurs et traditions humaines). Merci à ma belle amie Yolande pour sa patience et persévérance dans cet art. Elle a donnée la touche finale à l'œuvre.

Mes remerciements vont également à Bianca Engeln, Christian Matheis, Isabelle Goergen, Carsten Schubert, Elisabeth Bernhard pour avoir lu le livre et donné de précieux conseils. Les photos ont été prises par Gert Eichberger, Jo Fahl, Thomas Hansmann, Wilhelm Junker, Jana Wippermann. Les dessins sont de Kerstin Michels et maître Ma de la Chine. Merci aussi à Malte du „Club der starken Jungs" au Weserbogen pour le symbole „connecter ciel et terre". Merci à Stefan Pommer pour le collage de photos d'animaux et Christian Kolletzki pour ses inspirations.

Et un grand merci à mon mari Steve, qui m'a supportée du début à la fin de façon critique avec sérénité.

MUSIQUE - DVD - LIVRE

RECOMMANDATIONS MUSICALES:

MIT DEN VIER TIEREN BEWEGEN
(bouger avec les quatre animaux)
Christoph Schwarz, Wien 2014

QIGONG DANCING
Steve Schroyder & AlienVoices
2012 OXOZmusic, Irina Sheba Music

DVD:

QIGONG DANCING – DER TANZ MIT DER LEBENSENERGIE
(La danse avec l´énergie vitale)
WARNER VISION, 2000

ANGEWANDTES QIGONG (Qigong appiqué)
LONG PING, EIGENVERTRIEB, 2017

• DVD 1: QIGONG DANCING
Übungen zum Mitmachen (exercices à partager)

• DVD 2: TAIJI | QIGONG | KUNG FU
Übungen aus dem Dojo Friedlicher Drache
(exercices du dojo Dragon pacifique)

Tous les articles disponibles en Planetware-Onlineshop:
www.planetware.de

LIVRES:

KRAFT DER VIER TIERE ENTDECKEN
Angewandtes Qigong zur Begleitung
in Alltag, Therapie und Training
ISBN-13: 9783744819619
Gertrud Schröder - Long Ping

DISCOVER THE ENERGY OF THE FOUR ANIMALS
Theory and pracise of Qigong Dancing
ISBN-13: 9783746036847
Gertrud Schröder - Long Ping

ODKRYWANIE SIŁY CZTERECH ZWIERZĄT
Qigong do stosowania w codzienności oraz w terapii i treningach
ISBN-13: 9783752805352
Gertrud Schröder - Long Ping

Tous les articles disponibles en Planetware-Onlineshop:
www.planetware.de

FriedlicherDrache.de